Priyanka More
Swapnil Kolhe
Meenal Gulve

Periodontite apical em dentes obturados

Priyanka More
Swapnil Kolhe
Meenal Gulve

Periodontite apical em dentes obturados

Periodontia apical pós-tratamento

ScienciaScripts

Imprint

Cover image: www.ingimage.com

This book is a translation from the original published under ISBN 978-620-7-99905-7.

Publisher:
Sciencia Scripts
is a trademark of
Dodo Books Indian Ocean Ltd. and OmniScriptum S.R.L publishing group

120 High Road, East Finchley, London, N2 9ED, United Kingdom
Str. Armeneasca 28/1, office 1, Chisinau MD-2012, Republic of Moldova, Europe
Printed at: see last page
ISBN: 978-620-8-04712-2

Índice

INTRODUÇÃO

"Endodontologia" tem origem na língua grega que significa "o conhecimento do que está dentro do dente". A análise e o tratamento das situações patológicas da polpa dentária e dos tecidos perirradiculares são o principal objetivo da Endodontologia. O desenvolvimento de novos instrumentos e métodos de diagnóstico e tratamento em endodontia tem sido uma das principais caraterísticas da investigação e desenvolvimento. Apesar do poderoso potencial de diagnóstico e tratamento, existem novos desafios clínicos, científicos e éticos.[1]

De um ponto de vista abrangente, a cárie dentária continua a ser a doença humana mais predominante. Em 2010, calculou-se que 2,4 mil milhões de pessoas foram afectadas por cáries não tratadas. Assim, a necessidade de "salvar dentes" através da terapia endodôntica é inesgotável num futuro provável.

A infeção da polpa dentária ocorre geralmente como sequela de cáries dentárias, traumatismos ou procedimentos operatórios em que as bactérias e as suas toxinas entram no espaço pulpar. A percolação de componentes microbianos nos tecidos periapicais conduz inevitavelmente à extensão da doença inflamatória para os tecidos que rodeiam o dente, o que pode levar à periodontite apical.[2]

Periodontite apical" é um termo geral utilizado para descrever o processo inflamatório periapical que ocorre em resposta à presença de microrganismos e outros irritantes no interior do sistema de canais radiculares de um dente.[1] Embora a periodontite apical cause geralmente uma inflamação localizada, pode levar a uma extensão grave e potencialmente fatal (abcesso apical agudo; celulite disseminada). 3

Os objectivos do tratamento endodôntico são a remoção dos micróbios, dos seus subprodutos e dos detritos pulpares do sistema de canais radiculares infectados. A maior compreensão da complexidade e diversidade dos biofilmes que estão presentes nos canais radiculares necróticos e em muitos dentes obturados desafiou a visão de que o tratamento do canal radicular consiste em tornar os canais radiculares estéreis.[4]

Embora o tratamento da pulpite e da periodontite apical seja geralmente bem sucedido, os sintomas dolorosos nem sempre são controlados e os tecidos periapicais nem sempre cicatrizam. Esta situação está muitas vezes associada a imperfeições no tratamento inicial, incluindo um controlo de infecções insuficiente, falta de anatomia ou outras dificuldades técnicas. Nestas circunstâncias, pode ser considerado um novo tratamento.[5]

O insucesso do tratamento endodôntico é geralmente caracterizado pela presença de periodontite apical pós-tratamento, que pode ser persistente, emergente ou recorrente. A principal etiologia da doença pós-tratamento é a infeção intra-radicular persistente, mas, em alguns casos, uma infeção intra-radicular secundária devido a fuga coronal ou uma infeção extra-radicular pode ser a causa do insucesso. Compreender as causas do insucesso do tratamento endodôntico é de suma importância para o manejo adequado dessa condição. Os dentes com periodontite apical pós-tratamento podem ser geridos através de um retratamento endodôntico não cirúrgico ou de cirurgia perirradicular, ambos com grandes probabilidades de restaurar a saúde dos tecidos perirradiculares e manter a função do dente na cavidade oral.[6]

REVISÃO DA LITERATURA

Molander A, Reit C, Dahlén G, Kvist T (1998)[7] examinou o estado microbiológico de 100 dentes obturados com periodontite apical verificada radiograficamente. Neste estudo, o grupo de patologia (P) - e de 20 dentes sem sinais de patose periapical - o grupo técnico (T). No grupo P foram recuperadas 117 estirpes de bactérias em 68 dentes. Na maioria dos casos examinados, foram encontradas uma ou duas estirpes. As espécies anaeróbias facultativas predominaram entre estes isolados (69% das estirpes identificadas). O crescimento foi classificado como "escasso" ou "muito escasso" em 53%, e como "pesado" ou "muito pesado" em 42%. Os enterococos foram os géneros mais frequentemente isolados, apresentando um crescimento "pesado" ou "muito pesado" em 25 dos 32 casos (78%). Em 11 dentes do grupo T não foram recuperadas bactérias, enquanto que nos nove restantes foram encontradas 13 estirpes microbianas. Oito destas cresceram "muito escassamente". Conclui-se que a microflora do canal obturado difere da encontrada normalmente na polpa dentária necrótica não tratada, tanto quantitativamente como qualitativamente. As estratégias de retratamento não cirúrgico devem ser reconsideradas.

Peciuliene V et al (2001)[8] determinaram a ocorrência e o papel das leveduras, dos bastonetes gram-negativos entéricos e das espécies de *Enterococcus* em dentes obturados com periodontite apical crónica e o efeito antimicrobiano da irrigação com iodeto de potássio e iodo (IKI). Para este estudo, foram incluídos no estudo quarenta dentes com periodontite apical crónica e sem sintomas. Os pacientes foram divididos em dois grupos. No grupo A, os canais foram preenchidos com hidróxido de cálcio durante 10-14 dias após a limpeza e a moldagem; no grupo B, os canais foram irrigados com IKI durante 5 minutos após a limpeza e a moldagem, seguida de uma obturação radicular permanente. Foram recolhidas amostras microbiológicas dos canais antes e depois da preparação quimio-mecânica e após a irrigação com iodo (grupo B). Concluíram que foi estabelecida a elevada prevalência de bactérias entéricas e leveduras em dentes obturados com periodontite apical crónica. A IKI melhorou o efeito antimicrobiano do tratamento.

Haapasalo M, Udnæs T, Endal U (2003)[9] descreveram que a periodontite apical é um processo inflamatório nos tecidos perirradiculares causado por microrganismos no canal radicular necrótico. Por conseguinte, para alcançar a cura da periodontite apical, o principal objetivo do tratamento deve ser a eliminação da infeção e a prevenção da reinfeção. Como demonstrado por estudos epidemiológicos em vários países do mundo, a doença endodôntica pós-tratamento é um achado demasiado comum. Para compreender as razões da sobrevivência de bactérias resistentes no canal radicular obturado, é importante conhecer em pormenor a interação entre os procedimentos de tratamento e a flora do canal radicular na periodontite apical primária. No seu artigo de revisão, o foco é colocado no controlo da infeção na periodontite apical primária. Seguiu-se uma descrição pormenorizada da microflora resistente do canal radicular e uma discussão sobre as estratégias actuais e futuras para eliminar até os micróbios mais resistentes na doença pós-tratamento.

Ramachandran Nair PN (2003)[10] no seu artigo de revisão descreveu que a reação em cadeia da polimerase (PCR) é uma tecnologia elegante para replicar e amplificar fielmente a molécula principal da vida, mas continua a ser essencial um procedimento científico válido sem o qual os dados resultantes têm apenas um valor muito limitado. A presença de infeção microbiana no complexo sistema de canais radiculares apicais é a principal causa de periodontite apical pós-tratamento em dentes bem tratados. No entanto, em casos raros, factores etiológicos não microbianos, localizados para além do sistema de canais radiculares (dentro dos tecidos periapicais inflamados), podem manter a doença em dentes com raízes. Estes factores incluem a reação de corpo estranho a materiais exógenos ou cristais de colesterol endógenos, uma condição cística da lesão e infecções actinomicóticas extrarradiculares. Este artigo também aborda a reação de corpo estranho no periápice, como um fator patobiológico que mantém a periodontite apical pós-tratamento.

Abbott PV (2004)[2] referiu que "periodontite apical" é um termo geral utilizado para descrever o processo inflamatório periapical que ocorre em resposta à presença de microrganismos e outros irritantes no sistema de canais radiculares de um dente. Apesar de muitos doentes desenvolverem periodontite apical sem apresentarem sintomas durante um longo período de tempo, é muito provável que haja uma exacerbação aguda numa determinada fase e que, nessa altura, vários sinais e/ou sintomas se tornem óbvios. No entanto, existem outras condições que podem imitar a periodontite apical - como uma "extensão" da pulpite, doença periodontal, trauma oclusal, um acidente que tenha danificado o ligamento periodontal e vários tumores ou quistos. Assim, é essencial que os médicos dentistas compreendam a natureza progressiva do processo da doença periapical, bem como como e porque ocorrem as várias fases, para que possam ser diagnosticadas e tratadas adequadamente. O diagnóstico baseia-se normalmente nas manifestações clínicas e radiográficas e nos resultados dos vários testes que podem ser efectuados como parte de um exame dentário de rotina.

Nair PN (2006)[11] descreveu que a periodontite apical é uma doença inflamatória crónica dos tecidos perirradiculares causada por agentes etiológicos de origem endodôntica. A periodontite apical persistente ocorre quando o tratamento do canal radicular da periodontite apical não eliminou adequadamente a infeção intrarradicular. Os problemas que levam à periodontite apical persistente incluem: controlo assético inadequado, desenho deficiente da cavidade de acesso, canais perdidos, instrumentação inadequada, desbridamento e restaurações temporárias ou definitivas com fugas. Mesmo quando os procedimentos mais rigorosos são seguidos, a periodontite apical pode ainda persistir como radiolucências assintomáticas, devido à complexidade do sistema de canais radiculares formado pelos canais principais e acessórios, suas ramificações e anastomoses, onde a infeção residual pode persistir. Além disso, existem factores extrarradiculares - localizados no interior do tecido periapical inflamado - que podem interferir na cicatrização pós-tratamento da periodontite apical. As causas da persistência da periodontite apical após o tratamento do canal radicular não estão bem caracterizadas. Existem seis factores biológicos que levam à persistência de radiolucências assintomáticas após o tratamento do canal radicular. São eles: (i) infeção intrarradicular que persiste no complexo sistema de canais radiculares apicais;

(ii) infeção extrarradicular, geralmente sob a forma de actinomicose periapical;

(iii) obturação extrudida do canal radicular ou outros materiais exógenos que causam uma reação de corpo estranho; (iv) acumulação de cristais de colesterol endógenos que irritam os tecidos periapicais; (v) lesões quísticas verdadeiras e (vi) cicatrização da lesão. Este artigo fornece uma visão abrangente dos factores causais das lesões periapicais que não se resolvem e que são vistas como radiolucências assintomáticas após o tratamento.

Peciuliene V et al (2006)[12] investigaram a qualidade técnica das obturações radiculares em dentes obturados, a sua associação com o estado periapical e a prevalência de periodontite apical. O exame clínico e radiográfico de cada paciente foi efectuado utilizando o sistema de pontuação (Índice Periapical (PAI)) proposto por 0rstavik et al. A partir das radiografias periapicais, foi registado o estado dos dentes tratados endodonticamente. Para cada dente foram pesquisados os seguintes itens: a presença de uma obturação radicular, a sua qualidade (selamento lateral e comprimento no canal radicular) e o estado periapical. E concluiu-se que: A periodontite apical estava presente em 43,1% dos dentes obturados. Apenas 28,6% dos dentes obturados preenchiam os critérios de uma obturação aceitável. Os resultados deste estudo indicam que as obturações radiculares inadequadas foram mais frequentemente associadas a um aumento da prevalência de periodontite apical. Pelo contrário, as obturações radiculares adequadas reduziram significativamente a prevalência da doença. Muitos tratamentos de canal radicular foram tecnicamente insatisfatórios e esforços substanciais devem ser feitos para melhorar o padrão de tratamento endodôntico.

Sabeti MA et al (2006)[13] compararam a cicatrização de sistemas de canais radiculares instrumentados e obturados versus instrumentados e não obturados com periodontite apical. Foram utilizados 56 canais radiculares em 28 terceiros e quartos dentes pré-molares inferiores bilaterais com ápices completamente formados em sete cães mestiços da raça pastor alemão. As lesões apicais foram criadas através do acesso aos canais, removendo a polpa e deixando-os abertos ao ambiente oral durante 42 dias. Os dentes do grupo de controlo foram instrumentados, irrigados e depois obturados usando uma técnica de condensação lateral com cones de guta-percha e AH26 Plus como selante endodôntico. Os dentes do grupo experimental foram instrumentados e irrigados sem obturação. Todos os dentes de ambos os grupos foram selados coronalmente. Após 190 dias, os animais foram submetidos à eutanásia. Foi realizada perfusão vital com formalina a 10% através da artéria carótida comum. Trinta a 40 secções seriadas de 5 μm de espessura foram obtidas de cada raiz e coradas com hematoxilina e eosina para avaliação histológica por observador cego para a alocação do tratamento. E concluíram que não houve diferença na cicatrização da periodontite apical entre o sistema de canais radiculares instrumentado e obturado e o sistema de canais radiculares instrumentado e não obturado. O sucesso do tratamento endodôntico depende, em última instância, da eliminação do microrganismo, da resposta do hospedeiro e do fechamento mecânico (selamento coronal) dos canais radiculares tratados, que podem propiciar um potencial de contaminação bacteriana futura.

Stassen IG et al (2006)[14] Investigaram uma série de variáveis clínicas e de tratamento que poderiam ter influenciado a prevalência de periodontite apical em dentes obturados numa população de pacientes periodontalmente comprometidos. Para este estudo, foi realizado um estudo transversal retrospetivo sobre dados recolhidos de fichas periodontais, para além de radiografias intra-orais de boca inteira de pacientes que frequentavam o Departamento de Periodontologia da Faculdade de Medicina Dentária do Hospital Universitário de Ghent. Os parâmetros periodontais (perda de inserção clínica e o nível ósseo marginal mais baixo, o historial de tratamento periodontal), o tratamento endodôntico (comprimento, homogeneidade e qualidade geral da obturação radicular) e a qualidade das restaurações coronárias foram relacionados com a prevalência de periodontite apical. Foi avaliado um total de 272 dentes com obturação radicular em 94 pacientes. E concluíram que os sinais de doença periodontal, reflectidos pela perda óssea marginal, são importantes para a condição periapical dos dentes obturados. Devem ser feitos esforços para evitar a propagação da infeção através da via periodontal-endodôntica, através do controlo da infeção periodontal e de uma elevada qualidade de obturação radicular e coronal. Também se deve ter o cuidado de selar a cavidade coronal até ao nível da obturação radicular, sendo aconselhável reduzir o nível coronal da obturação radicular abaixo ou, pelo menos, ao nível do osso marginal circundante.

Wu MK, Dummer PM, Wesselink PR (2006)[15] descreveram que a amostragem bacteriana de canais radiculares preparados é utilizada para determinar a presença e o carácter da microbiota remanescente. Em observações histológicas de ápices radiculares, foram encontradas bactérias em istmos intercanais inacessíveis e canais acessórios, frequentemente sob a forma de biofilmes. Não existem provas *in vivo* que apoiem a suposição de que estas bactérias possam ser enterradas eficazmente no sistema de canais pela obturação radicular, tornando-se assim inofensivas. Como consequência desta infeção residual da raiz, a periodontite apical pós-tratamento, que pode ser radiograficamente indetetável, pode persistir ou desenvolver-se como um mecanismo de defesa para evitar a disseminação sistémica de bactérias e/ou dos seus subprodutos para outros locais do corpo. Se o objetivo do tratamento de canal for eliminar a periodontite apical a nível histológico, os procedimentos de tratamento actuais são inadequados. É essencial que o nosso conhecimento das consequências locais e sistémicas da infeção residual pós-tratamento da raiz e da periodontite apical pós-tratamento seja melhorado. O desenvolvimento contínuo de tratamentos que possam eliminar eficazmente a infeção radicular é, portanto, uma prioridade na investigação clínica endodôntica. A doença pós-tratamento após o tratamento do canal radicular está mais frequentemente associada a procedimentos de má qualidade que não removem a infeção intra-canal; este cenário pode ser corrigido através de uma abordagem não cirúrgica. No entanto, a infeção que permanece nas áreas apicais inacessíveis, a infeção extrarradicular, incluindo detritos de dentina extrudidos apicalmente com bactérias presentes nos túbulos dentinários, os verdadeiros quistos radiculares e as reacções de corpos estranhos requerem uma intervenção cirúrgica.

Haapasalo M, Shen YA, Ricucci D (2008)[16] Na sua revisão crítica descreveram as razões para a doença endodôntica pós-tratamento persistente e emergente (PTED). Embora exista um forte consenso de que os microrganismos, principalmente as bactérias, são praticamente a única causa da periodontite apical primária, as razões para a persistência das lesões de periodontite apical têm sido mais uma questão de debate. Os autores desta revisão centram-se no papel dos microrganismos na PTED e, embora desenvolvimentos secundários, como cristais de colesterol ou material estranho na área periapical de um dente com periodontite apical, possam contribuir para uma irritação adicional e/ou uma reação inflamatória, uma análise detalhada dos dados disponíveis sugere que faltam evidências que suportem um papel primário para esses factores secundários sem a presença contínua de bactérias. Portanto, mesmo na PTED, a eliminação dos microrganismos que residem na estrutura do dente, na superfície da raiz ou nos tecidos periapicais continua a ser o objetivo do tratamento e a chave para o sucesso a longo prazo.

Carr GB et al (2009)[17] realizou um exame ultra-estrutural de um retratamento de molar falhado com periodontite apical secundária para biofilmes endodônticos num fracasso de retratamento endodôntico. Para este estudo, foi examinado um exame ao microscópio de luz e eletrónico da ponta da raiz ressecada de um molar inferior tratado endodonticamente com insucesso. O dente tinha sido inicialmente tratado há 10 anos e depois tratado novamente há 2 anos. A ponta da raiz ressecada foi seccionada axialmente e foram examinadas secções finas ao longo de todo o comprimento da amostra. As secções finas foram examinadas com um microscópio eletrónico de transmissão. As secções finas foram escolhidas aleatoriamente ao longo das áreas do istmo entre os canais mesiovestibular e mesiolingual. E concluíram que A comunidade de biofilme neste caso parece ter sido incrivelmente adaptativa e persistente, apesar de um ambiente hostil que facilmente mataria os organismos planctónicos. Ultra-estruturalmente, parecem ser muito diferentes dos seus irmãos planctónicos e serão necessárias mais investigações para compreender plenamente todas as diferentes formas que podem assumir.

Zoletti GO et al (2010)[18] compararam as estruturas da comunidade encontradas em dentes tratados com canais radiculares com (12 amostras) e sem (11 amostras) lesões de periodontite apical através de uma abordagem de impressão digital por PCR-eletrólise em gel de gradiente desnaturante. Os resultados confirmaram uma composição polimicrobiana mesmo em pacientes tratados sem doença pós-tratamento. Foi observada uma grande diversidade da comunidade microbiana nos dentes tratados com ou sem doença, mas não foi detectado um padrão específico para os dentes doentes. No entanto, o número de bandas das amostras com lesões de periodontite apical foi estatisticamente mais elevado (P50,04) do que o das amostras recolhidas de dentes tratados com canal radicular sem periodontite apical pós-tratamento. Além disso, também foram observadas bandas predominantes em amostras de pacientes com doença apical.

Ricucci D (2011)[19] apresentou um relato de caso sobre Periodontite Apical Recorrente e Insucesso do Tratamento Endodôntico Tardio Relacionado a Vazamento Coronal. Neste relato de caso, na época do tratamento inicial, o paciente apresentava abscesso apical agudo associado a um dente com necrose pulpar causada por trauma. Quatro anos depois, o dente foi retratado devido à persistência da doença. O exame de acompanhamento 28 meses após o retratamento mostrou cicatrização completa. O paciente retornou 11 anos e 7 meses depois para o clareamento do dente descolorido e, embora os tecidos periodontais estivessem clínica e radiograficamente normais, foi observada uma linha de fratura no aspeto mesial da câmara pulpar. Foi indicada a extração, mas o paciente só retornou 5 anos e 9 meses depois. Em seguida, uma radiografia mostrou periodontite apical recorrente pós-tratamento. O dente foi extraído, e as análises histopatológica e histobacteriológica revelaram colónias bacterianas ao longo da linha de fratura e ramificações colonizadoras e canais acessórios no sistema de canais radiculares apicais. Concluíram que a fuga coronal pode ser considerada como a explicação mais razoável para o ressurgimento da doença. No entanto, uma condição de sobreposição predisponente sob a forma de fratura radicular pode ter favorecido a penetração de bactérias da saliva e do biofilme da placa ao longo do canal radicular preenchido.

Endo MS et al (2012)[20] realizaram um estudo clínico para quantificar bactérias cultiváveis e endotoxinas em canais radiculares com periodontite apical pós-tratamento, correlacionando os seus níveis com caraterísticas clínicas e para avaliar o efeito da preparação quimio-mecânica (CMP) com gel de clorexidina a 2 % + EDTA a 17 % na remoção/eliminação de bactérias e endotoxinas. Neste estudo foram investigadas bactérias anaeróbias Gramnegativas estritas alvo através da reação em cadeia da polimerase (PCR). Quinze dentes com periodontite apical pós-tratamento foram amostrados antes (s1) e depois (s2) do CMP. As técnicas de cultura determinaram o número de unidades formadoras de colónias (CFU). A PCR (16S rDNA) e o ensaio de lisado de amebócitos limulus (LAL) foram utilizados para a deteção de bactérias e endotoxinas. Os resultados indicaram que os níveis de endotoxina encontrados nos canais radiculares infectados estavam relacionados com um maior tamanho da área radiolúcida na região periapical. Além disso, a CMP foi eficaz na redução dos conteúdos bacterianos e de endotoxinas na periodontite apical pós-tratamento.

Wang J et al (2012)[21] investigaram a flora bacteriana e o biofilme extrarradicular associados ao segmento apical de dentes com periodontite apical pós-tratamento. Para este estudo, foram recolhidas amostras de raízes apicais de 23 dentes com periodontite apical. Cinco amostras foram examinadas quanto à presença de biofilme por microscopia eletrónica de varrimento. Outras 5 amostras foram examinadas quanto à presença de biofilme por coloração de Brown e Brenn-Gram modificado. O ADN de 13 amostras foi processado para amplificação através da reação em cadeia da polimerase e separado por eletroforese em gel de gradiente desnaturante. As bandas selecionadas foram retiradas do gel e sequenciadas para identificação. Os resultados mostraram que O biofilme extrarradicular presente na superfície externa da raiz dos dentes tratados consistia em material extracelular abundante e amorfo e em múltiplas espécies bacterianas. As seguintes espécies foram detectadas na comunidade microbiana das amostras apicais: Actinomyces *sp.* oral, Propionibacterium, Prevotella *sp.* oral, Streptoc occus, Porphyromonas endodontalis, e Burkholderia. A prevalência de *Actinomyces sp.* oral e *Propionibacterium* foram as mais elevadas (84,6% e 61,5%, respetivamente). Conclusão O biofilme extradicular estava presente na superfície externa da raiz dos dentes tratados com lesões periapicais persistentes. *Actinomyces sp.* oral e *Propionibacterium* são provavelmente importantes contribuintes para a formação de biofilme extrarradicular e infeção periapical persistente.

Arnold M, Ricucci D, Siqueira Jr JF (2013)[22] relatou um caso de lesão de periodontite apical persistente em uma raiz mesiovestibular de um molar superior submetido a tratamento endodôntico em uma única visita. o protocolo de tratamento neste estudo seguiu os padrões endodônticos, incluindo o uso de instrumentos de níquel-titânio com comprimento de trabalho terminando 0.5mm antes do ápice, estabelecimento e manutenção da patência do forame apical, irrigação com NaOCl a 5%, remoção da smear layer, enxágue final com clorexidina e agitação ultrassônica e obturação pela técnica de compactação vertical. Mesmo assim, a lesão na raiz mesiovestibular aumentou de tamanho após o exame de acompanhamento, realizado após 1 ano e 6 meses, e foi realizada cirurgia perirradicular. O controlo radiográfico após 11 meses mostrou que a cicatrização perirradicular estava quase completa. O ápice da raiz e a lesão foram analisados histologicamente e histobacteriologicamente. Concluiu-se que o relato de caso reforçou a necessidade de se tratar o canal radicular infetado como um sistema complexo, que possui meandros anatômicos nos quais as bactérias podem se disseminar e não serem afetadas pelos procedimentos de tratamento.

Di Filippo G, Sidhu SK, Chong BS (2014)[23] avaliou a prevalência da periodontite apical (PA) e a qualidade técnica do tratamento do canal radicular numa subpopulação adulta em Londres. Para este estudo, foram recolhidas radiografias panorâmicas de 136 pacientes que frequentaram um hospital dentário. A saúde periapical dos dentes presentes foi avaliada radiograficamente e a presença ou ausência de PA foi registada. A qualidade técnica do tratamento do canal radicular foi classificada como adequada ou inadequada, com base nas diretrizes da Sociedade Europeia de Endodontologia (2006). Concluíram que existia uma elevada prevalência de PA e uma má qualidade técnica do tratamento do canal radicular; uma forte associação entre PA e dentes obturados, e entre a saúde periapical e a qualidade técnica do tratamento do canal radicular. Os resultados são consistentes com estudos anteriores que utilizaram uma metodologia semelhante e reconfirmaram que um tratamento de canal radicular de elevada qualidade técnica é crucial para garantir um resultado favorável do tratamento.

Siqueira Jr JF et al (2014)5 revisaram que o insucesso do tratamento endodôntico é geralmente caracterizado pela presença de periodontite apical pós-tratamento, que pode ser persistente, emergente ou recorrente. A principal etiologia da doença pós-tratamento é a infeção intrarradicular persistente, mas, em alguns casos, uma infeção intrarradicular secundária devido a fuga coronal ou uma infeção extrarradicular pode ser a causa do insucesso. Compreender as causas do insucesso do tratamento endodôntico é de suma importância para o manejo adequado dessa condição. Os dentes com periodontite apical pós-tratamento podem ser tratados através de retratamento endodôntico não cirúrgico ou cirurgia perirradicular, ambos com grandes hipóteses de restaurar a saúde dos tecidos perirradiculares e manter a função do dente na cavidade oral. Este artigo de revisão também se centra nos factores etiológicos da periodontite apical pós-tratamento e discute as indicações e os princípios básicos dos procedimentos para uma gestão clínica óptima desta condição.

Antunes HS, Rôças IN, Alves FR, Siqueira Jr JF (2015)[24] avaliou as contagens bacterianas totais e a presença, níveis e abundância relativa de candidatos a patógenos endodônticos exclusivamente no sistema de canais radiculares apicais associados à periodontite apical pós-tratamento. Para este estudo, espécimes de raiz apical obtidos durante a cirurgia perirradicular de 27 dentes adequadamente tratados com periodontite apical persistente foram triturados criogenicamente. O ADN foi extraído do pó, e a reação em cadeia da polimerase em tempo real foi utilizada para quantificar o total de bactérias e 7 taxa bacterianos. Concluiu-se que as espécies de *estreptococos*, membros do filo *Actinobacteria* e *P. alactolyticus* eram os taxa mais prevalentes no sistema de canal apical e dominavam as populações bacterianas em muitos casos de periodontite apical pós-tratamento.

Provenzano JC et al (2016)[25] avaliaram o metaproteoma bacteriano e humano dos ápices radiculares e das lesões inflamatórias correspondentes de dentes com periodontite apical pós-tratamento. Neste estudo, os ápices radiculares e as lesões inflamatórias correspondentes de dentes com periodontite apical tratados com canal radicular foram obtidos durante a cirurgia peri-radicular. Todas as obturações dos canais radiculares foram classificadas como adequadas com base em radiografias e tomografia computorizada de feixe cónico. Os espécimes foram criopulverizados e submetidos a uma análise metaproteómica de proteínas humanas e bacterianas, utilizando uma plataforma de espetrometria de massa baseada em cromatografia líquida de nanofluxo acoplada a um quadrupolo de armadilha de iões linear Velos Orbitrap e concluíram que a ocorrência de factores de defesa do hospedeiro provenientes das respostas imunitárias inata e adaptativa e da virulência bacteriana, sobrevivência e proteínas de resistência bacteriana em ápices radiculares/lesões inflamatórias perirradiculares compatíveis indica uma interação complexa e dinâmica entre o hospedeiro e o agente patogénico em dentes com periodontite apical pós-tratamento.

Sariyilmaz E et al (2016)[26] apresentaram uma análise retrospetiva da periodontite apical pós-tratamento e da qualidade do tratamento endodôntico e das restaurações coronárias numa população turca idosa. Neste estudo, foram recolhidas radiografias panorâmicas de 818 pacientes com mais de 60 anos que frequentavam a Faculdade de Medicina Dentária da Universidade de Ordu para cuidados dentários. Os dentes foram classificados como saudáveis ou doentes, de acordo com o estado perirradicular. A obturação do canal radicular, a qualidade da restauração coronal e a presença de restaurações pós-retidas também foram avaliadas. Os resultados obtidos mostraram que a prevalência de periodontite apical foi de 26,7% na população idosa. Foi detectada uma associação estatisticamente significativa entre a qualidade da obturação do canal radicular e a saúde periapical. A qualidade da restauração coronal também apresentou uma relação estatisticamente significativa com a saúde periapical. Não foram registadas diferenças significativas entre o estado periapical dos dentes restaurados com e sem pinos. Concluiu-se que tanto a qualidade técnica da obturação do canal radicular como a restauração coronal desempenham um papel fundamental no resultado do tratamento endodôntico. Na população idosa, a prevalência da má qualidade da obturação do canal radicular foi muito elevada e este problema pode aumentar a necessidade de retratamento ou perda de dentes nesta população.

El Merini H et al (2017)[27] avaliaram a prevalência de periodontite apical (PA) e a qualidade das obturações de canais radiculares numa subpopulação marroquina adulta. Neste estudo, foram incluídos 508 pacientes que frequentavam a Clínica de Medicina Dentária Conservadora na Faculdade de Medicina Dentária de Casablanca. Foram observadas 508 radiografias panorâmicas e 709 radiografias periapicais. O estado periapical de todos os dentes (com exceção dos terceiros molares) foi examinado de acordo com o índice periapical de 0rstavik˒ s. Concluiu-se que existe uma elevada prevalência de periodontite apical nesta população marroquina. As obturações inadequadas dos canais radiculares foram associadas a uma maior prevalência de periodontite apical.

Jonasson P, Kvist T (2018)[6] descreveram que os dentes com obturação radicular são comuns em populações adultas de todo o mundo. Quando um dente obturado causa inchaço e/ou dor, é geralmente um sinal de infeção. Em combinação com a presença de uma lesão óssea periapical visível numa radiografia intraoral, o diagnóstico de periodontite apical é geralmente bastante simples. No entanto, quando a dor está presente mas os sinais radiográficos estão ausentes ou, em particular, quando o dente é assintomático mas estão presentes sinais de doença numa radiografia, o processo de diagnóstico está associado a várias incertezas. As lesões ósseas periapicais assintomáticas que indicam periodontite apical são comuns em dentes com preenchimento radicular. Com base no estado atual dos conhecimentos, é razoável assumir que a condição não representa um problema de saúde grave a nível da população. Por conseguinte, é razoável que o clínico, na maioria das situações, adopte uma estratégia de diagnóstico que ajude a evitar o sobrediagnóstico. Caso contrário, muitos pacientes arriscar-se-ão a tratamentos dispendiosos ou mesmo a extracções dentárias sem benefícios significativos.

Costa FF et al (2019)[28] avaliou a frequência de periodontite apical pós-tratamento associada a dentes obturados com pelo menos um canal radicular não tratado. Neste estudo, oitocentas e sete imagens de tomografia computadorizada de feixe cônico contendo pelo menos um dente preenchido com raiz foram selecionadas de uma coleção de 1543 imagens de indivíduos brasileiros. Os exames foram realizados com aparelhos ICAT Classic (Imaging Sciences, Hatfield, PA, EUA) numa clínica privada de radiologia oral, de janeiro a abril de 2015. Todos os dentes obturados foram analisados quanto à presença de canais perdidos e periodontite apical. Os testes de qui-quadrado e odds ratio foram utilizados para verificar se havia uma associação e relação de risco entre a ocorrência de canais não tratados e periodontite apical. O estudo resultou que duzentos e oitenta e um dentes apresentavam pelo menos um canal perdido não tratado (12%). A frequência de periodontite apical em dentes com pelo menos um canal não tratado foi significativamente maior em comparação com dentes com todos os canais tratados (274/281, 98% versus 1736/2013, 86%) *(P* <0,01). A probabilidade de presença de periodontite apical foi 6,25 vezes maior para dentes com um canal não tratado. As raízes mesiovestibulares dos primeiros molares superiores apresentaram a maior frequência de canais não tratados (114/154, 74%), sendo o segundo canal mesiovestibular o mais frequentemente perdido *(n* = 106/114, 93%). Os dentes obturados com pelo menos um canal não tratado tinham uma elevada prevalência de periodontite apical pós-tratamento.

Machado FP et al (2020)[29] compararam a carga e a composição microbiana e determinaram as concentrações de lipopolissacarídeos (LPS) e ácido lipoteicóico (LTA) encontradas na periodontite apical primária (PAP) e na periodontite apical pós-tratamento (PTAP), correlacionando esses achados com as caraterísticas clínicas/tomográficas. Neste estudo, sessenta pacientes com PAP (31) e PTAP (29) foram submetidos à avaliação clínica e tomográfica. Amostras foram coletadas de cada canal radicular, utilizando pontas de papel, para avaliação microbiológica (técnica de cultura e Checkerboard DNA-DNA hybridization) e determinação dos níveis de LPS e LTA (limulus amebocyte lysate e enzyme-linked immunosorbent assays, respetivamente). As conclusões foram que o PAP tinha um conteúdo mais elevado de carga microbiana e LPS em comparação com o PTAP. No entanto, a PTAP apresentou uma microbiota mais diversificada em comparação com a PAP. O maior conteúdo de LPS foi positivamente correlacionado com maior destruição óssea periapical, enquanto que os sinais e sintomas com microorganismos específicos.

Siqueira Jr JF et al (2020)[30] avaliaram as condições microbiológicas do sistema de canais radiculares apicais de dentes com periodontite apical pós-tratamento e correlacionaram-nas com as observações das imagens de tomografia computorizada de feixe cónico (CBCT), tomografia microcomputorizada (micro-CT) e histopatologia. Para este estudo, foram obtidos ápices radiculares de 36 dentes tratados com canais radiculares e submetidos a cirurgia perirradicular. O exame de CBCT estava disponível antes da cirurgia. As amostras apicais das raízes foram digitalizadas num dispositivo de micro-CT e depois criopulverizadas. O pó foi submetido a extração de ADN para quantificação por reação em cadeia da polimerase em tempo real de bactérias totais, espécies de *Streptococcus*, membros do filo Actinobacteria e Enterococcus faecalis. Os resultados microbiológicos foram avaliados quanto a associações com dados de CBCT, micro-CT e histopatológicos. Foi também avaliada uma associação entre o tamanho da lesão e a proporção do volume do sistema de canais apicais não preenchido. A conclusão foi que a infeção bacteriana ocorreu em todos os ápices radiculares, com alta prevalência e predomínio de actinobactérias e estreptococos. O volume do sistema de canais apicais não preenchidos foi significativamente associado ao tamanho da lesão e, possivelmente, à contagem de bactérias. Os resultados ilustram a necessidade de desinfetar e preencher completamente o canal radicular apical dos dentes infectados durante a terapia endodôntica.

Villa-Machado PA et al (2020)[31] avaliaram a associação de diferentes variáveis que podem influenciar o resultado do tratamento de canal radicular através de avaliações tomográficas computorizadas de feixe cónico (CBCT) e microtomografia computorizada (micro-CT) de ápices radiculares obtidos por microcirurgia endodôntica de dentes com periodontite apical (PA) pós-tratamento, a concordância entre os achados da TCFC e da microCT, e a associação destas variáveis com os sintomas ou o tamanho da lesão, comparando registos clínicos e de TCFC e ápices radiculares obtidos por microcirurgia endodôntica de 11 casos de PA sintomática e 22 casos de PA assintomática. E concluíram que a localização do dente, o tamanho da lesão, o volume do canal apical não preenchido e a percentagem do volume do canal apical não preenchido estavam associados à PA sintomática. Além disso, o tamanho da lesão foi significativamente associado à localização do dente e à densidade de obturação do canal radicular apical. As imagens de CBCT podem não fornecer uma avaliação fiável dos erros de procedimento associados à doença pós-tratamento.

Bukmir RP et al (2022)[32] investigaram a periodontite apical (PA) pós-tratamento em dentes tratados endodonticamente através de uma abordagem multivariada e analisaram a importância relativa da qualidade e do tipo de restauração coronal como factores de previsão da doença periapical. Para este estudo, foram recolhidas amostras num período de 2 anos de 1.072 pacientes consecutivos com mais de 18 anos, que frequentaram pela primeira vez a Clínica Dentária do Centro Hospitalar Clínico de Rijeka, na Croácia. Um total de 1350 dentes tratados endodonticamente foram incluídos no estudo. Para cada dente, foram registados o estado periapical, a qualidade da obturação radicular, o pilar intracanal, a presença de limas separadas, a perda óssea marginal e a qualidade e o tipo de restauração coronal. E concluíram que Os resultados do presente estudo não indicaram que o tipo ou a qualidade da restauração coronal possam ser preditores da PA pós-tratamento. A doença periapical foi significativamente associada aos molares, aos dentes mandibulares, à qualidade inferior das obturações radiculares e à presença de pólvora intracanal.

Mora-Carabalí M et al (2023)[33] apresentou uma série de casos que incluiu uma descrição tomográfica, microbiológica e histopatológica de 15 lesões de periodontite apical secundária (PEA) obtidas por microcirurgia apical realizada em 10 pacientes para compreender melhor a etiologia e a patogénese da PEA. As análises tomográficas pré-operatórias foram realizadas através da tomografia computadorizada de feixe cônico - índice periapical (CBCT-PAI), e as microcirurgias apicais foram então realizadas. Os ápices removidos foram utilizados para cultura microbiana e para identificação molecular através de PCR para deteção de 5 bactérias anaeróbias estritas *(P. gingivalis, P. intermedia, P. nigrescens, T. forsythia* e *T.denticola)* e 3 vírus Herpes simplex vírus (HSV), Citomegalovírus (CMG) e Vírus

Epstein-Barr (EBV) por nested PCR. As lesões apicais removidas foram descritas histologicamente. As análises estatísticas univariadas foram realizadas com o STATA MP/16 (StataCorp LLC, College Station, TX, Estados Unidos). As análises CBCT-PAI revelaram lesões com pontuação PAI 4 e PAI 5 que envolviam a destruição da placa cortical. Oito SAPs foram positivos por cultura, enquanto nove lesões SAP foram positivas por PCR. As espécies de *Fusobacterium* foram os organismos mais frequentemente cultivados em 7 lesões de SAP, seguidas por *D. pneumosintes* em 3. Em contraste, por PCR simples, *T. forsythia* e *P. nigrescens* foram detectados em 5 lesões, *T. denticola* em 4 lesões e *P. gingivalis* em 2 lesões. Doze lesões periapicais eram granulomas, e as restantes três lesões SAP eram quistos radiculares. Em conclusão, este estudo de série de casos revelou que as lesões apicais secundárias apresentavam envolvimento tomográfico de PAI 3 a 5, e que a maioria das lesões SAP eram granulomas apicais contendo microrganismos anaeróbios e facultativos.

DIAGNÓSTICO

Quando um doente com um dente obturado provoca dor e inchaço ou achados crónicos sob a forma de vermelhidão, sensibilidade ou fístulas, está normalmente relacionado com a periodontite apical recorrente ou emergente. No entanto, a situação mais comum é o dente obturado ser clínica e subjetivamente assintomático, mas a radiografia revelar que a destruição permanece.

O diagnóstico de lesões periapicais com base em radiografias intra-orais tem mostrado repetidamente variações inter e intra-observadores.

Existe também o problema de determinar o que deve ser considerado como cicatrização suficiente da destruição óssea para constituir um tratamento endodôntico bem sucedido.[6]

Sintomas da periodontite apical

- Dor
- Dor surda
- Desconforto ao mastigar
- Inchaço
- Sintomas sistémicos como febre, mal-estar e linfadenopatia

Exame clínico da periodontite apical

Um historial médico e dentário do paciente é um pré-requisito para o exame clínico. No caso de dentes obturados, são necessários os seguintes exames.

- Quaisquer sinais de inflamação na estrutura óssea circundante.
- Inchaço
- Vermelhidão
- Ternura
- Trato sinusal
- Bolsa periodontal
- Cáries
- Restauração defeituosa

Exame radiográfico da periodontite apical

Uma situação comum é o facto de o dente obturado ser subjectiva e clinicamente assintomático, mas uma radiografia revelar que a destruição óssea surgiu ou que a destruição óssea original permanece. Nos casos em que não existia destruição óssea quando o tratamento de canal foi concluído e, em particular, nos casos de terapia pulpar vital, pode presumir-se razoavelmente que se instalou uma infeção no sistema de canais radiculares.

No caso de dentes que apresentem uma destruição óssea evidente no início do tratamento, deve ser dado algum tempo para que ocorra a cicatrização e a formação óssea.

A introdução da tomografia computorizada de feixe cónico (CBCT) na endodontia teve um efeito considerável e positivo no diagnóstico e no planeamento do tratamento. No entanto, as imagens de CBCT revelam mais lesões periapicais em comparação com as técnicas radiográficas convencionais bidimensionais. Uma investigação efectuada por Torabinejad et al. demonstrou que 20% dos dentes com um historial de terapia de canal radicular que não apresentavam lesões periapicais radiográficas visíveis exibiam radiolucências periapicais com um tamanho superior a 1 mm quando avaliados por TCFC. Eles alertaram os clínicos para não considerarem todas essas lesões como falhas no tratamento, pois a radiolucência pode ser uma lesão anterior em fase de cicatrização, doença periapical persistente ou até mesmo tecido cicatricial fibroso. Recomendaram um acompanhamento posterior, bem como uma análise do caso para determinar a verdadeira natureza destas radiolucências.[6]

Cenários comuns e estratégia de diagnóstico para evitar o sobrediagnóstico da periodontite apical (PA).

- Cenário 1 -

Um dente com preenchimento radicular assintomático sem sinais de PA em radiografias intra-orais -

A PA está ausente. Não há indicação para exames complementares

- Cenário 2 -

Um dente com preenchimento radicular sintomático com sinais de AP em radiografias intra-orais -

AP está presente.

- Cenário 3 -

Um dente com preenchimento radicular sintomático sem sinais de PA nas radiografias intra-orais.

Passo 1. Considerar primeiro outras origens odontogénicas da dor. - Dentes vizinhos

Fratura vertical da raiz

Pulpite em partes não tratadas do sistema de canais radiculares

Abcesso periodontal

Fenestração apical.

Passo 2.

Se não forem encontrados sinais de outra origem odontogénica, considerar a origem não odontogénica da dor.

Dor referida de desordem temporomandibular

Sinusite maxilar (se for de um dente distal no maxilar superior)

Odontalgia atípica ("dor de dentes fantasma")

Neuralgia do trigémeo ou outra condição de dor neuropática.

Passo 3.

Se nenhum outro diagnóstico puder explicar a dor, considere uma tomografia computorizada de feixe cónico

(CBCT).

- Se for observada uma radiolucência apical no exame, então a PA é diagnosticada como pré-sentença.

- Se não for observada destruição óssea no exame de CBCT, reconsiderar outros diagnósticos (passos 1 e 2) que possam imitar os sintomas de PA.

- Cenário 4

Um dente com preenchimento radicular assintomático com sinais de PA em radiografias intra-orais.

Passo 1. Determinar o tempo decorrido desde a colocação da obturação radicular.

Passo 2. Avaliar o tamanho da radiolucência e, se disponível, comparar com os exames radiográficos anteriores.

Etapa 3. Avaliar a qualidade da obturação radicular. Se um exame radiográfico intra-oral revelar uma radiolucência apical claramente visível que permaneceu inalterada, aumentou de tamanho ou surgiu após um período de 4 anos após o tratamento do canal radicular, isso indica fortemente a persistência da infeção e a presença de PA. Se a qualidade da obturação radicular também for má, o diagnóstico é quase infalível.

Situações de particular ambiguidade

A. Tempo desde a obturação radicular $\leq$ 4 anos e ainda está presente uma radiolucência. Pode ainda cicatrizar sem qualquer outra intervenção, em particular se a qualidade da obturação radicular for boa. Sem diagnóstico de PA. Sugerir um novo exame dentro de 1-2 anos.

B. Tempo desde a obturação radicular > 4 anos e presença de um alargamento do ligamento periodontal. Grande incerteza sobre a natureza da lesão, em particular, se a qualidade da obturação radicular for boa. Não há diagnóstico de PA. Não são indicados outros exames.

C. Tempo decorrido desde a obturação radicular > 4 anos e o médico não tem a certeza quanto a uma possível lesão. Recomenda-se a consulta de um colega ou de um radiologista.

D. Tempo decorrido desde a obturação radicular > 4 anos e a radiolucência ainda está presente, mas está a diminuir de tamanho continuamente. Poderá existir um potencial de cicatrização adicional, especialmente se a qualidade da obturação radicular for boa.

i. Diagnóstico diferencial

1. Clínica

Fratura vertical da raiz
Pulpite num dente com raiz devido a um canal radicular falhado
Abcesso periodontal
Fenestração apical
Sinusite maxilar (se for de um dente distal no maxilar superior)
Odontalgia atípica ("dor de dente fantasma")
Dor referida de desordem temporomandibular
Nevralgia do trigémeo e outras condições de dor neuropática.

Radiográfico

Lesões fibro-ósseas Ameloblastomas

Quistos do ducto nasopalatino
Cisto periodontal lateral

Tumor queratocístico ou outro tumor odontogénico
Doenças malignas primárias ou metastáticas
Manifestações de doenças sistémicas, por exemplo, osteoporose

AETIOLOGIA

O tratamento endodôntico tem como objetivo remover as bactérias dos canais radiculares infectados através de instrumentação mecânica em combinação com agentes antimicrobianos químicos. Estes procedimentos de tratamento aplicam forças físicas para remover as bactérias através do contacto direto de instrumentos manuais ou mecânicos com as superfícies dos canais radiculares. A utilização de antimicrobianos sob a forma de irrigantes complementa a ação física para remover as bactérias dos canais radiculares. Foi demonstrado que a doença pós-tratamento está altamente associada à infeção intra-radicular através de estudos utilizando microscopia, culturas ou métodos moleculares. As bactérias que resistem aos efeitos do tratamento e causam inflamação perirradicular persistente estão normalmente localizadas em áreas de difícil acesso aos instrumentos e irrigantes, e muitas vezes em contacto direto com uma fonte de nutrientes dos tecidos perirradiculares. As áreas de persistência bacteriana incluem a parte muito apical do canal radicular, os canais laterais, as ramificações apicais, os istmos e os túbulos dentinários. Os biofilmes bacterianos são normalmente observados na maioria destas áreas.[34]

Foi demonstrado que o resultado do tratamento é afetado negativamente quando as bactérias persistem nos canais radiculares no momento da obturação. Isto indica que as bactérias residuais podem sobreviver nos canais tratados durante muitos anos e induzir ou manter a inflamação do tecido peri-radicular. Existem fortes razões para acreditar que as infecções persistentes, e não as secundárias, são a causa mais comum de doença pós-tratamento. Assim, contrariamente ao pressuposto de que a fuga coronária (infeção secundária) desempenha um papel importante no insucesso do tratamento, há cada vez mais provas de que a doença pós-tratamento é causada principalmente por bactérias que persistiram no sistema de canais radiculares após o tratamento inicial. Assim, é aconselhável tratar o dente como um continuum, colocando uma restauração coronal permanente bem adaptada logo que possível após a conclusão do tratamento do canal radicular.[6]

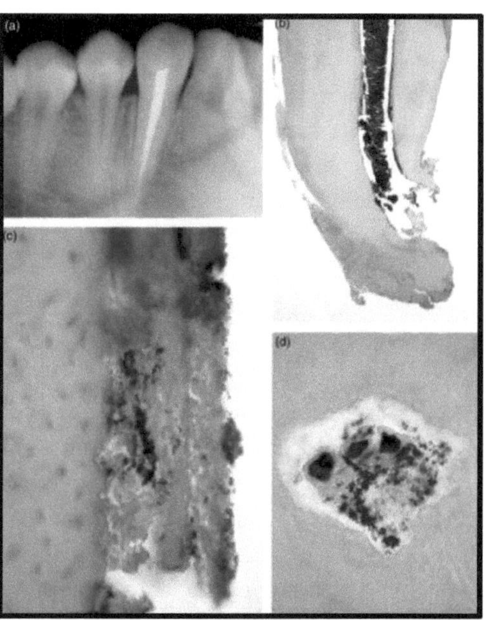

Fig 4.1 (a) Uma radiografia mostrando uma grande lesão apical num canino mandibular preenchido com raiz. (b) Secção histológica (coloração de Brown e Brenn modificada) passando aproximadamente no centro do canal radicular apical. A vista geral mostra um forame antecipado. O material escuro no meio é a obturação da raiz. (c-d) Imagens de maior ampliação de (b) demonstrando (o biofilme) agregados bacterianos (azul escuro) misturados com detritos necróticos na parede apical do canal radicular e numa ramificação apical de corte transversal, respetivamente. (Ricucci D. Patologia e Clinica Endodontica. 2009; Edizioni Martina, Bolonha, Itália)

Biofilmes do canal radicular

A formação de biofilme é um mecanismo significativo associado à sobrevivência microbiana e a sua aplicação em endodontia levou à compreensão do seu envolvimento na patogénese das infecções endodônticas.

As perturbações ambientais, como a instrumentação mecânica, a irrigação com antimicrobianos e a medicação entre consultas, causam uma simplificação do microbiota original do canal radicular. Outras perturbações, como a falta de nutrientes e as interações com as células imunitárias do hospedeiro, levam à formação de um microbiota resistente. As bactérias nos biofilmes estão rodeadas por uma matriz de exopolissacáridos bacterianos e substâncias exógenas (polissacáridos, proteínas, cristais minerais, ADN extracelular) que as protegem das defesas imunitárias do hospedeiro. Os anticorpos e os fagócitos têm dificuldade em penetrar no biofilme e podem mesmo ser desactivados no interior da matriz. As bactérias em biofilmes são também menos susceptíveis à ação dos antibióticos, o que pode contribuir para o desenvolvimento de infecções crónicas e recaídas.

A patogénese subjacente às infecções endodônticas persistentes está associada à presença de comunidades de biofilme microbiano que interagem com as células do hospedeiro, desencadeando uma resposta inflamatória e imunitária. As comunidades de biofilme microbiano persistentes formadas nas paredes dentinárias ou no cemento extra-radicular são difíceis de eliminar, em parte devido à sua elevada tolerância/resistência às defesas do hospedeiro e aos antimicrobianos. Estudos clínicos estabeleceram que estas comunidades microbianas são compostas principalmente por bactérias anaeróbias facultativas Gram-positivas. Streptococcus, Lactobacillus e Actinomyces são exemplos de espécies que são consideradas habitantes normais da cavidade oral e que também foram isoladas de dentes com periodontite apical. Outras espécies não orais, como o Enterococcus faecalis, também foram encontradas com uma frequência relativamente elevada. Em geral, propõe-se que o microbiota remanescente após os procedimentos endodônticos seja uma subpopulação do microbiota original do canal radicular.[35]

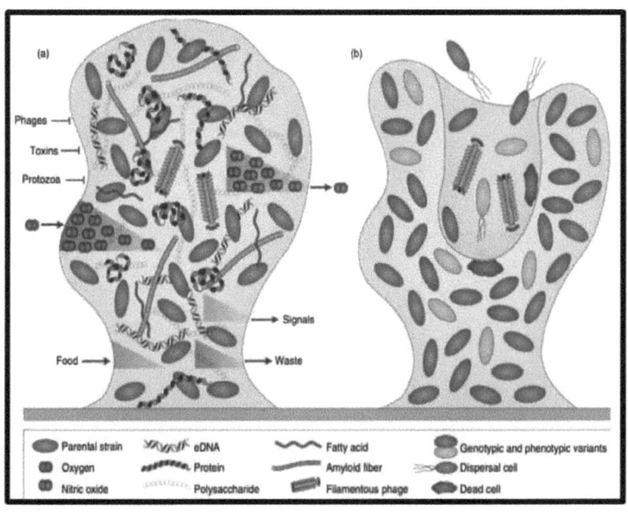

Fig 4.2 Componentes dos biofilmes. (a) As microcolónias no biofilme maduro são caracterizadas por uma matriz de substâncias poliméricas extracelulares (EPS), composta por polissacáridos, proteínas, ADN extracelular (eDNA) e outros elementos. A matriz de EPS funciona como um escudo para proteger a comunidade ou população bacteriana de predadores, como protozoários ou fagos líticos, bem como de toxinas químicas (por exemplo, biocidas e antibióticos). A matriz de EPS pode ajudar a sequestrar nutrientes e, juntamente com os microrganismos subjacentes, é também responsável pelo estabelecimento de gradientes (por exemplo, oxigénio e nutrientes que se difundem para o interior e produtos residuais, bem como sinais como o óxido nítrico, que se difundem para o exterior); b) No momento da dispersão, as microcolónias sofrem morte celular e lise, juntamente com a dispersão ativa de microrganismos móveis, deixando para trás colónias ocas.

Fases da formação do biofilme

I. Fase 1 (transporte do micróbio para a superfície do substrato): A natureza da interação inicial bactéria-substrato é determinada por propriedades físico-químicas como a energia da superfície e a densidade de carga. As bactérias aderem a um substrato através de estruturas da superfície bacteriana, tais como fímbrias, pili, flagelos e EPS (glicocálix). Estas estruturas bacterianas formam pontes entre as bactérias e a película de condicionamento.

II. Fase 2 (fase inicial de aderência microbiana não específica ao substrato):

As interações moleculares específicas entre as estruturas da superfície bacteriana e o substrato tornam-se activas. Estas pontes são uma combinação de atração eletrostática, ligações covalentes e de hidrogénio, interação dipolar e interação hidrofóbica.

Porphyromonas gingivalis, Streptococcus mitis, Streptococcus salivarius, Prevotella intermedia, Prevotella nigrescens, Streptococcus mutans e Actinomyces naeslundii são algumas das bactérias orais que possuem estruturas de superfície.

III. Fase 3 (fase de adesão microbiana específica ao substrato): Com a ajuda de adesinas polissacáridas ou da formação de ligandos que se ligam a receptores no substrato, produz-se uma adesão bacteriana específica a um substrato.

IV. Fase 4 (crescimento bacteriano e expansão do biofilme):

A microcolónia é formada por uma monocamada de micróbios que atrai colonizadores secundários e dá origem à estrutura final do biofilme. Esta comunidade metabolicamente ativa de microrganismos é um biofilme maduro.

Colonização extra-radicular

Uma infeção extra-radicular ocorre quando os microrganismos estabelecem colónias na superfície externa da raiz, na região periapical. É normalmente uma sequela de um sistema de canais radiculares infetado, sendo as espécies bacterianas extra-radiculares semelhantes às encontradas nos canais radiculares. Os micróbios extra-radiculares também podem ser encontrados noutras situações, como em abcessos apicais, seios de drenagem de longa data, quistos radiculares infectados (especialmente quistos de bolsa), actinomicose periapical e com pedaços de dentina infectados que foram deslocados para os tecidos periapicais durante o tratamento endodôntico. Pode não haver sintomas, ou os sintomas podem ser os mesmos que os de um abcesso periapical - ou seja, um abcesso agudo ou crónico, dependendo da fase do processo da doença periapical e da possibilidade de drenagem através de um seio de drenagem. Uma infeção extra-radicular apresentará a mesma aparência radiográfica que um granuloma, um abcesso, um quisto de bolsa periapical, um quisto verdadeiro e uma cicatriz periapical. As infecções extra-radiculares só podem ser diagnosticadas através de um exame histológico com técnicas adequadas para a identificação de micróbios numa biopsia efectuada durante a remoção cirúrgica da lesão. Se os sinais ou sintomas persistirem após um tratamento endodôntico convencional adequado, então a causa pode ser uma infeção extra-radicular e deve ser considerada uma cirurgia.[36]

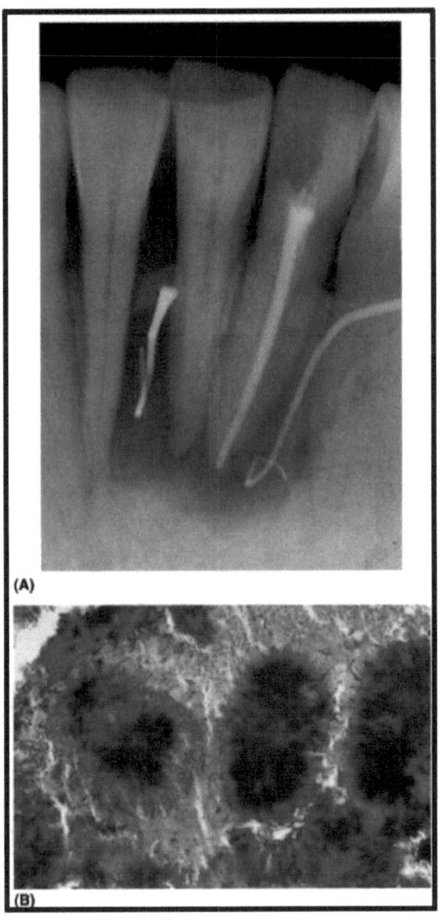

Fig 4.3 Uma infeção extra-radicular que foi histologicamente diagnosticada como "actinomicose periapical". (A) Clinicamente, havia dois seios de drenagem associados aos incisivos centrais e laterais inferiores esquerdos, ambos com sistemas de canais radiculares sem polpa e infectados. Um canal do incisivo lateral havia sido tratado endodonticamente anteriormente. O exame clínico inicial sugeria abcessos apicais crónicos, mas a infeção continuou apesar do

tratamento endodôntico completo dos dois canais de cada dente. Por isso, foi realizada uma curetagem periapical. (B) O tecido, que foi biopsado e examinado histologicamente, tinha o aspeto típico de colónias de organismos actinomicetos. (Abbott PV. Classificação, diagnóstico e manifestações clínicas da periodontite apical. Endodontic topics. 2004 Jul;8(1):36- 54).

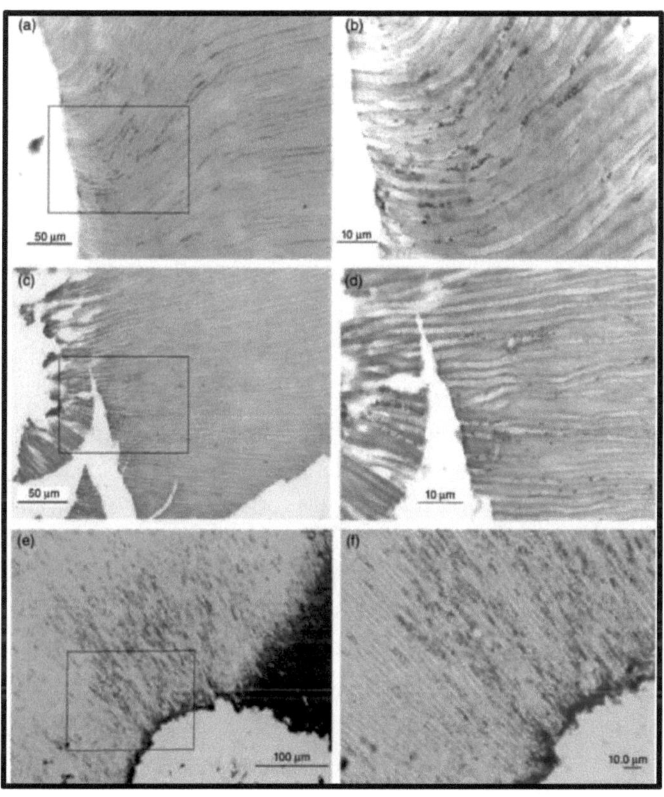

Fig. 4.4 Infeção de túbulos dentinários por E. faecalis OG1-S após 48 h de incubação (a e inserção em b), e após obturação do canal radicular seguida de 12 meses (c e inserção em d) e 24 meses (e e inserção em f) de incubação. ((Sedgley et al. (158).

Erros de procedimento e doença pós-tratamento

Os erros de procedimento, tais como instrumentos fracturados, saliências, perfurações, enchimento excessivo, etc., não são a causa direta da doença pós-tratamento. Na maioria dos casos, a infeção também está presente e é responsável pela inflamação persistente ou crescente.[6] O maior problema de um acidente processual que surge durante os procedimentos quimio-mecânicos é quando impede ou dificulta a desinfeção adequada da parte apical do canal radicular pelo clínico. Posteriormente, o potencial de insucesso do tratamento associado a um acidente processual está relacionado com o tratamento de dentes com canais radiculares infectados.[37] Por exemplo, se não for controlável, um instrumento fracturado ou uma saliência podem impedir que os instrumentos e os irrigantes cheguem à parte mais apical do canal, deixando as bactérias nesta área sem serem afectadas pelos procedimentos de desinfeção.[38]

Existe também um equívoco relacionado com os insucessos associados a obturações excessivas. Embora no passado a toxicidade dos materiais de obturação radicular tenha sido considerada como a causa da inflamação persistente quando extrudidos apicalmente, é atualmente aceite que a extensão apical das obturações dos canais radiculares parece não ter qualquer correlação com o insucesso do tratamento, desde que a infeção esteja ausente. A maioria dos materiais contemporâneos utilizados para a obturação do canal radicular são biocompatíveis ou apresentam citotoxicidade significativa apenas antes da presa. Por conseguinte, a lesão tecidular causada pelos cimentos extrudidos é geralmente apenas transitória. A doença associada a canais radiculares excessivamente preenchidos é geralmente causada por uma infeção concomitante nos casos em que não existe um selamento apical adequado, favorecendo o fornecimento de nutrientes às bactérias residuais no canal, ou quando os resíduos dentinários infectados são projectados extra-radicularmente como resultado de uma instrumentação excessiva anterior.[39]

Infecções persistentes e secundárias do canal radicular

O tratamento do RC tem como objetivo eliminar o tecido pulpar necrótico e o biofilme bacteriano do sistema RC. No entanto, podem existir vários obstáculos a uma desinfeção ideal do RC, resultando em infecções persistentes ou em infecções decorrentes da microflora original que sobreviveram ao tratamento do RC. Estes obstáculos incluem as complexidades anatómicas do sistema RC, os efeitos tampão da dentina e a barreira física aos antimicrobianos proporcionada pela matriz de EPS.[40] Como consequência, algumas espécies sobrevivem aos procedimentos de tratamento endodôntico e pode ocorrer infeção persistente. Diferentemente das infecções persistentes, as infecções secundárias do RC são iniciadas por microrganismos introduzidos no RC por interrupção da assepsia durante o tratamento, ou por vazamento coronal e exposição de RCs previamente tratados à cavidade oral.

A composição da microflora associada a infecções endodônticas persistentes e secundárias é significativamente diferente da associada a infecções primárias. Os microrganismos mais prevalentes detectados incluem espécies de Enterococcus e Streptococcus, assim como espécies de Lactobacillus, Actinomyces e Peptostreptococcus, Candida, Eubacterium alactolyticus, Propionibacterium propionicum, Dialister pneumosintes e Filifactor alocis.[4] 1 Estudos que utilizem técnicas de pirosequenciação para avaliar a flora associada a infecções persistentes e secundárias provavelmente reportarão uma diversidade maior do que a relatada até o momento.

A sobrevivência bacteriana após o tratamento da CR pode depender, em parte, da capacidade de adaptação do organismo aos novos factores limitantes nos seus nichos. Por exemplo, a E. faecalis, um organismo comensal do trato gastrointestinal normalmente recuperado de CRs previamente tratados, é uma espécie oportunista que pode tolerar condições ambientais adversas, incluindo baixas concentrações de nutrientes, alta salinidade e pH elevado. A E. faecalis pode sobreviver durante longos períodos em CRs tratados ex-vivo e recuperar de condições de inanição. A E. faecalis pode contribuir para infecções apicais persistentes, tanto pela formação de biofilme como pela adesão e invasão de tecidos moles.

Um estudo recente demonstrou que tanto as células de biofilme de E. faecalis como as suas homólogas planctónicas são fagocitadas eficazmente por células imunitárias como os macrófagos e as células dendríticas; no entanto, uma vez no interior do fagócito, as células de biofilme sobrevivem melhor e a secreção de citocinas pró-inflamatórias pelos fagócitos do hospedeiro é menor do que a evocada pelas células planctónicas internalizadas.[42]

A predominância de bactérias gram-positivas nas infecções endodônticas persistentes tem sido atribuída à sua maior resistência aos antimicrobianos e à sua capacidade de adaptação a condições ambientais adversas.

No entanto, é importante notar que o E. faecalis gram-positivo não é, de forma alguma, a única espécie recuperada destas infecções de RC, nem há provas convincentes de que é o único agente causador do insucesso do tratamento endodôntico.

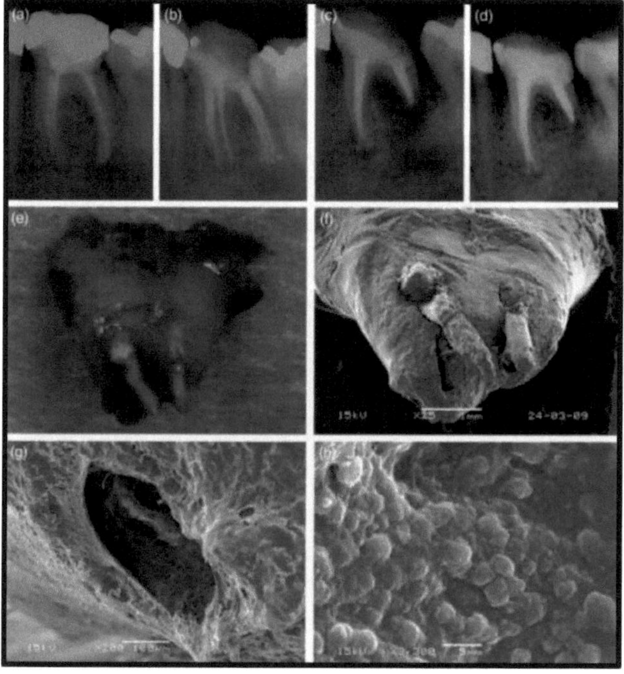

Fig 4.5 Infeção extrarradicular persistente e trajeto sinusal no dente 36: (a) radiografia pré-operatória; (b) após retratamento não cirúrgico; (c) pós-operatório após ressecção da raiz distal; (d) recordatório de 24 meses mostrando cicatrização apical; (e) raiz ressecada; (f) MEV mostrando guta-percha extrudada (×25); (g) forame apical não instrumentado (×200); (h) colônias bacterianas aderidas à superfície radicular externa (×3300). (Adaptado de Journal of Endodontics, 37(12), Signoretti FG, Endo MS, Gomes BP, Montagner F, Tosello FB, Jacinto RC (2011) Infeção extrarradicular persistente em dente humano assintomático obturado: análise por microscopia eletrónica de varrimento e investigação microbiana após microcirurgia apical, 1696-700 © 2011

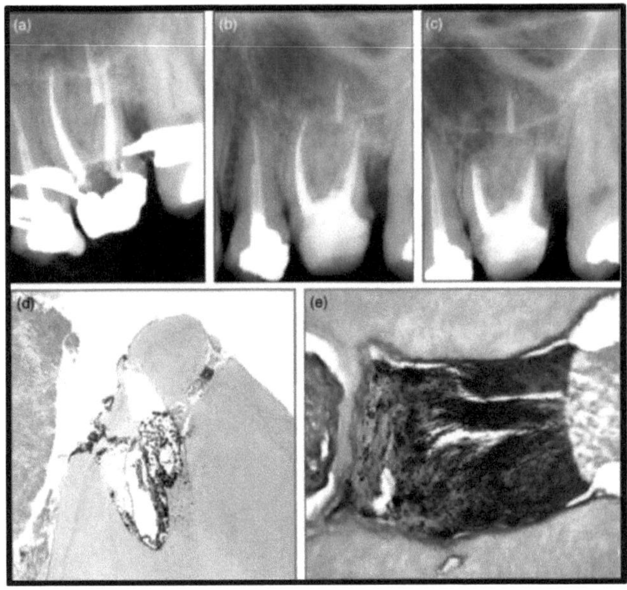

Fig 4.6 Investigação histológica de dentes tratados com canal radicular com periodontite apical sintomática. (a) Após o retratamento endodôntico do dente 14; (b) radiografia de acompanhamento efectuada após 1 ano. A radiolucência permaneceu inalterada. O trato sinusal ainda estava presente e o dente era sensível à percussão e à palpação; (c) foi realizada a ressecção da extremidade da raiz, tanto da raiz mesiovestibular como da distovestibular; (d) visão geral da ponta da raiz mesiovestibular; (e) ampliação da ramificação no lado direito em (d). O seu lúmen é preenchido por um grande biofilme disposto contra células inflamatórias. (Journal of Endodontic, Ricucci D, Siqueira JF, Jr., Bate AL, Pitt Ford TR, Histologic investigation of root canal- treated teeth with apical periodontitis: a retrospective study from twenty-four patients, 493-502, © 2009)

Importância do selamento apical e coronal

A microinfiltração, relacionada com a endodontia, refere-se ao movimento de fluidos e microrganismos ao longo da interface entre as paredes dentinárias e o material de obturação radicular ou através de espaços vazios dentro do material de obturação radicular. Os estudos de infiltração constituem atualmente uma parte importante da investigação endodôntica contemporânea. Dado que até 60% dos insucessos endodônticos podem ser atribuídos à obturação incompleta do sistema de canais radiculares, a análise da capacidade de selamento dos materiais endodônticos e os métodos utilizados para a obturação dos canais radiculares são importantes campos de avaliação. Neste sentido, o objetivo da obturação de um canal radicular é impedir a penetração de microrganismos e toxinas da cavidade oral para os tecidos perirradiculares através do canal radicular, obturando o sistema de canais radiculares nas extremidades coronal e apical. A obturação apical previne a infeção por anacorese e também bloqueia os portais de saída para o periápice dos microrganismos que, mesmo após a instrumentação e desinfeção, sobreviveram na cavidade pulpar. Para evitar a reinfeção do espaço pulpar por microrganismos provenientes da cavidade oral, todo o espaço pulpar é preenchido, bloqueando assim os túbulos dentinários e os canais acessórios - portanto, um local potencial para a multiplicação de microrganismos e todos os portais de saída para o corpo são selados por estes meios. No entanto, foi reconhecido que é impossível selar completamente o sistema de canais radiculares com os materiais e as técnicas de obturação atualmente aceites. Além disso, a maioria dos materiais dentários permite a microvazamento de bactérias e produtos bacterianos dos fluidos orais para alcançar a dentina - portanto, a consideração de factores como a permeabilidade da dentina e a camada de esfregaço também são importantes, uma vez que ambos têm o potencial de afetar a integridade do selamento nas extremidades apical e coronal do canal. Tendo em conta o grande número de estudos sobre fugas publicados, parece ser geralmente aceite que a avaliação da fuga de partículas ou soluções entre uma obturação radicular e a parede do canal radicular é um método adequado para determinar se uma obturação do canal radicular cumpre o seu objetivo - e que a avaliação da qualidade de um material de obturação do canal radicular utilizando uma variedade de testes de fuga, até certo ponto, ainda é um conceito relevante.

Uma causa comummente sugerida para o insucesso da terapia do canal radicular é a percolação apical devido a um selamento apical inadequado. Isto permite o acesso de fluidos periapicais, proteínas e bactérias ao canal radicular. Através deste intercâmbio, inicia-se uma resposta inflamatória, resultando frequentemente em sinais radiográficos e clínicos de insucesso. As bactérias contaminam frequentemente a porção apical dos canais radiculares infectados. Se esta parte do canal não for adequadamente limpa, a lesão periapical pode não cicatrizar, mesmo que outras partes do canal radicular tenham sido limpas corretamente. Por outro lado, se a porção apical do canal radicular não for corretamente obturada, as bactérias residuais podem multiplicar-se e causar um fracasso endodôntico, uma vez que os fluidos tecidulares que se infiltram no canal radicular apical podem fornecer-lhes nutrição. Por conseguinte, uma elevada qualidade de limpeza e selamento da porção apical do canal radicular é essencial para o sucesso. Também se reconhece que um componente essencial de todo o tratamento endodôntico é o fornecimento de um selamento coronal completo durante todas as fases do tratamento e após a conclusão da obturação do canal radicular. Os sistemas de canais radiculares podem ser recontaminados se a selagem do material de obturação provisório for afetada. Além disso, existem algumas situações em que os canais radiculares obturados podem entrar em contacto com irritantes da cavidade oral. Por exemplo, quando ocorre uma fuga através dos materiais de restauração provisórios ou permanentes: durante a quebra, fratura ou perda da restauração provisória/permanente, fratura da estrutura dentária, cáries recorrentes que expõem a obturação do canal radicular; ou atraso na colocação de restaurações permanentes. Nestas circunstâncias, se a obturação do canal radicular não impedir a fuga de saliva, os microrganismos podem invadir ou recolonizar o sistema de canais radiculares. Se a obturação do canal radicular ficar exposta à microbiota oral, as bactérias e os seus produtos podem ter acesso aos tecidos perirradiculares, comprometendo assim o resultado do tratamento endodôntico, quer pela indução quer pela perpetuação de doenças perirradiculares.

A recontaminação do sistema de canais radiculares por fuga coronal ocorrerá através de: dissolução do cimento pela saliva: percolação da saliva na interface entre o cimento e as paredes do canal radicular (particularmente se a camada de esfregaço estiver presente) e/ou entre o cimento e a guta-percha. Além disso, os vazios e outras falhas menores na obturação, que muitas vezes não são detectados radiograficamente, podem ser responsáveis pela rápida recontaminação do sistema de canais radiculares. Em conjunto, alguns estudos revelaram que, independentemente da técnica de obturação ou do material de obturação utilizado, pode ocorrer a recontaminação total do canal radicular após um curto período de desafio microbiano. Uma vez perdido o selamento coronal, os microrganismos, seus produtos e outros irritantes da saliva podem atingir os tecidos perirradiculares através dos canais laterais ou forames apicais, comprometendo o resultado do tratamento do canal radicular. Clinicamente, é impossível determinar se todo o sistema de canais radiculares é recontaminado após a exposição à saliva. Obviamente, parece incoerente restaurar um dente com um canal radicular que pode estar completamente recontaminado. Portanto, do ponto de vista clínico, a exposição coronal da obturação do canal radicular à saliva durante um período de tempo relativamente curto pode ser considerada uma indicação para um novo tratamento. Além disso, quando a obturação do canal radicular é concluída, é colocada uma restauração coronal temporária até à colocação da restauração definitiva. Como os cimentos temporários são solúveis em água e têm baixa resistência à compressão, a restauração temporária deve ser substituída o mais rapidamente possível pela restauração definitiva.

CONSEQUÊNCIAS

Dor persistente

A partir dos dados obtidos em estudos de acompanhamento de clínicas universitárias ou especializadas, numa revisão sistemática, a frequência de dor persistente >6 meses após a terapia endodôntica foi estimada em 5%. Neste contexto, é também importante salientar que uma condição dolorosa associada a um dente obturado não se deve necessariamente à presença de periodontite apical.

Eclosão de lesões assintomáticas

Esta complicação tem início algumas horas ou dias após a realização de um tratamento de canal e caracteriza-se pelo desenvolvimento de dor e/ou inchaço, exigindo uma consulta não programada para tratamento de emergência. Diferentes estudos demonstraram que o flare-up representa um fenómeno multifatorial que inclui factores mecânicos, químicos e microbianos. Além disso, foi encontrada uma correlação entre a inflamação e a idade, o género, o tipo de dente, a presença de dor pré-operatória, a condição do dente antes do tratamento, as técnicas de irrigação, o número de consultas, bem como a medicação intracanal. Além disso, a ingestão de alguns medicamentos provou ser eficaz no controlo desta dor pós-operatória. No entanto, ainda não foi estabelecido um procedimento claro para evitar a sua ocorrência.[7]

Difusão local

É sabido que as infecções odontogénicas podem ter o potencial de se propagar a outras partes do corpo com risco de vida.

Uma presença prolongada de irritantes microbianos leva a uma mudança da lesão dominada por neutrófilos para uma lesão rica em macrófagos, linfócitos e células plasmáticas, encapsulada em tecido conjuntivo colagénico. Estas lesões assintomáticas e radiolúcidas podem ser visualizadas como uma "fase de acalmia" após uma fase intensa em que os PMN morrem *em massa,* tendo os "intrusos estranhos" sido temporariamente derrotados e retidos no canal radicular.

A periodontite apical crónica é normalmente designada por "sólido dentário" ou "granuloma periapical". É constituído por um tecido granulomatoso com células infiltradas, fibroblastos e uma cápsula fibrosa bem desenvolvida.

Os quistos periapicais são uma sequela direta da periodontite apical crónica, mas nem todas as lesões crónicas evoluem para um quisto.

O cisto de bolsa periapical é iniciado pelo acúmulo de neutrófilos ao redor do forame apical em resposta à presença bacteriana no canal radicular apical (Nair et al., 1996; Nair, 1997). O micro-abscesso assim formado pode ser fechado pelo epitélio em proliferação, que, ao entrar em contacto com a ponta da raiz, forma um colar epitelial com "ligação epitelial" (Nair e Schroeder, 1985).

Num estudo realizado nos Estados Unidos, cerca de 61 000 hospitalizações de pacientes foram atribuídas principalmente a abcessos periapicais durante um período de estudo de 9 anos. A mortalidade foi registada como sendo de aproximadamente 1‰ (66 pacientes). Num estudo realizado na Finlândia, Gronholm et al. avaliaram os achados clínicos e radiológicos num grupo de 60 pacientes com internamento hospitalar devido a periodontite periapical. Verificaram que o tratamento inacabado do canal radicular era o principal fator de risco para a hospitalização. Os dentes obturados com periodontite apical foram a fonte apenas em 7 (12%) dos 60 casos. Foi calculado que a quantidade de dentes obturados apenas nos Estados Unidos é de cerca de 420 milhões e que aproximadamente 36% destes apresentam sinais de periodontite apical. Reunindo a informação destas diferentes fontes, o risco estimado de um evento grave, que requeira hospitalização, devido a um dente obturado com periodontite apical é de aproximadamente 1 em 200.000 numa base anual.

Perda de dente

Os dentes que estão comprometidos devido ao insucesso endodôntico podem ser recuperados com o retratamento endodôntico.

Efeitos sistémicos

A periodontite apical é uma resposta inflamatória local. A inflamação faz parte da complexa resposta biológica dos tecidos vasculares a estímulos nocivos, tais como agentes patogénicos, células danificadas ou irritantes. É um processo dinâmico que dura de alguns minutos a anos, dependendo da extensão da lesão, do tipo de lesão e da vascularização do tecido. Uma resposta inflamatória tem várias funções: inativar o agente lesivo, decompor e remover tecido morto e iniciar a cicatrização do tecido. A resposta inflamatória é uma resposta complexa que envolve alterações circulatórias (hemodinâmicas), alterações na permeabilidade da parede dos vasos, resposta das células de defesa do hospedeiro (constituídas por glóbulos brancos e outros tipos de células nos tecidos) e a libertação de mediadores solúveis através de várias vias. A resolução de uma resposta inflamatória é um processo ativo com a libertação de mediadores anti-inflamatórios e pró-resolução. Podem distinguir-se três fases principais na resposta inflamatória. A fase aguda tem um início imediato e uma duração de alguns dias. O seu resultado habitual é a resolução da inflamação com ou sem formação de abcessos. Na inflamação aguda, os neutrófilos, outros granulócitos e os fagócitos mononucleares (monócitos, macrófagos) são as principais células envolvidas. Os mediadores primários são as aminas vasoactivas e os eicosanóides, que são libertados poucos minutos após a estimulação. As quimiocinas e citocinas, IL-1, fator de necrose tumoral (TNF), IL-6, IL-11, IL-8 e outras quimiocinas, o fator estimulador de colónias de granulócitos (GCSF), a proteína quimiotáctica de granulócitos-2 (GCP-2), a proteína quimiotáctica de monócitos-3 (MCP-3) e o fator estimulador de colónias de granulócitos/monócitos (GM-CSF), que desempenham papéis importantes na inflamação aguda, são geralmente elevados algumas horas após a perturbação inflamatória. A inflamação aguda é uma resposta fisiológica normal e é crucial para a manutenção da homeostase.

Uma inflamação crónica ocorre quando uma inflamação aguda não se resolve e pode ser causada por processos pró-inflamatórios desregulados. O seu início é tardio, mas pode durar um período de tempo ilimitado. As principais células envolvidas são os fagócitos mononucleares (monócitos, macrófagos, osteoclastos), os linfócitos B e os linfócitos T, os neutrófilos e os fibroblastos, entre outros. Os mediadores da inflamação crónica são predominantemente citocinas, quimiocinas, eicosanóides, factores de crescimento, espécies reactivas de oxigénio e enzimas hidrolíticas. O fígado produz proteínas de fase aguda, por exemplo, a proteína C-reactiva, que facilita a ativação do complemento por bactérias e células hospedeiras mortas e moribundas. Quando existe inflamação, há danos descontrolados ou excessivos ou contínuos e inabaláveis nos tecidos, e ocorrem alterações metabólicas. Uma inflamação crónica pode exacerbar-se em episódios de inflamação aguda. Além disso, numa resposta inflamatória crónica, os mediadores inflamatórios (MI) são continuamente expressos para manter a inflamação. Estes podem extravasar para a circulação e exercer efeitos sistémicos ou contribuir para a patologia existente. Os MI podem ser detectados no sangue ou no soro, pelo que podem servir de biomarcador da inflamação.

Uma inflamação de baixo grau - uma expressão atualmente mal utilizada em medicina dentária - é definida como um distúrbio metabólico grave. Os mediadores primários são essencialmente os mesmos que numa inflamação crónica. No entanto, não existe patologia evidente, como danos vasculares ou tecidulares. Numa inflamação crónica de baixo grau, observa-se um aumento da resistência à insulina e uma acumulação de lípidos intracelulares. Há uma série de modificadores exógenos e endógenos que influenciam a expressão dos MI e que podem dar origem a um estado inflamatório de baixo grau. Estes modificadores podem ser a idade, o peso corporal, o exercício físico, a cirurgia recente, a alimentação (as refeições açucaradas e gordurosas dão origem a um aumento temporário dos MI), o stress emocional, a flora intestinal, etc. De acordo com esta descrição das fases inflamatórias, a PA não dolorosa deve ser considerada como uma doença inflamatória crónica.[43]

Efeitos psicológicos

Os efeitos psicológicos incluem caraterísticas de conhecimento, crenças, atitudes, valores, preferências, qualidade de vida e satisfação. A qualidade de vida diz respeito ao grau em que uma pessoa desfruta das possibilidades importantes da vida. Surpreendentemente, poucos estudos abordaram esses resultados "centrados no paciente" dos tratamentos endodônticos. A doença de origem pulpar afecta negativamente a qualidade de vida, principalmente através da dor física e do desconforto psicológico, e o tratamento do canal radicular resulta numa melhoria distinta. O impacto nas actividades da vida diária (comer, falar, dormir, contactar com pessoas, etc.) devido a exacerbações dolorosas de lesões periapicais persistentes em dentes obturados foi relatado em alguns estudos anteriores.[44]

Aspeto económico

Os dentes com pulpite e periodontite apical, mesmo em países com cuidados dentários bem desenvolvidos, muitas vezes não são objeto de tratamento dentário. Permanecem desconhecidos, porque são assintomáticos ou são considerados entre as aflições normais da vida quotidiana. Ou então, o doente pode sofrer de dor e de outros sintomas durante um longo período de tempo, mas, devido a limitações económicas, não tem possibilidade de procurar cuidados dentários. O custo é uma barreira significativa para receber cuidados dentários e um fator muito importante nas escolhas de tratamento dos pacientes. A "vontade de pagar" pelo tratamento de canal para salvar um primeiro molar inferior assintomático e não vital foi estudada numa população de 503 pacientes em Inglaterra por Vernazza CR et al.2[0] Apenas 53% da amostra desejava salvar o dente, com uma "vontade de pagar" média de 373 libras. A variação na vontade de pagar foi substancial e influenciada pelo rendimento. O custo inicial pode captar a atenção dos pacientes, mas isso é apenas o começo. O custo inicial da retenção do dente através do tratamento do canal radicular e da restauração é normalmente considerado mais baixo do que a substituição do dente utilizando implantes ou próteses dentárias fixas. No entanto, o modelo de custos ao longo da vida para as diferentes opções também deve incluir os insucessos do tratamento. Num modelo de custo-eficácia do Reino Unido, elaborado por Pennington MW et al, relativo a um incisivo maxilar, calculou-se que salvar um dente através do tratamento de canal, seguido de retratamento não cirúrgico, se indicado, era rentável.[45] No entanto, não se verificou que o retratamento cirúrgico fosse rentável. Por outro lado, um estudo americano de modelação da relação custo-eficácia realizado por Kim SG et al.[4] 6 para um molar tratado com canal radicular que necessitasse de reintervenção, classificou o retratamento cirúrgico, o retratamento não cirúrgico, a substituição por uma prótese dentária fixa e a substituição por um implante, da maior para a menor relação custo-eficácia.

Podemos, com razão, assumir que os indivíduos que já pagaram por um tratamento de canal uma vez estão relutantes em pagar por um novo tratamento, em particular, se o dente for assintomático. Os dados de muitos estudos epidemiológicos, que mostram que os dentes obturados com periodontite apical persistente são muito comuns, sugerem que os pacientes e os seus dentistas, em muitos casos, avaliam a relação custo-benefício como sendo demasiado baixa para realizar qualquer operação.

RETRATAMENTO NÃO CIRÚRGICO

Na maioria dos casos, o retratamento não cirúrgico do canal radicular é o primeiro tratamento de escolha para superar um resultado não cicatrizante de um tratamento de canal radicular anterior ou para corrigir um tratamento endodôntico anterior insuficiente sem sinais clínicos e radiográficos de fracasso. Além disso, o retratamento endodôntico não cirúrgico é geralmente preferido a outras possibilidades de tratamento porque o procedimento é menos invasivo do que a endodontia cirúrgica, a reimplantação, o transplante e a extração e substituição por implante.[47]

Indicações

O retratamento é considerado a principal opção processual quando o dente apresenta

- Tratamento inicial inadequado do canal radicular
- Tem sensibilidade à palpação e à percussão
- Inchaço localizado
- Cáries recorrentes
- Restaurações provisórias com fugas
- Restaurações coronárias de qualidade inferior ou em falta.

A avaliação radiográfica pode mostrar a presença de

- Canais não tratados
- Obturação deficiente do canal com vazios
- Instrumentos separados
- Cáries recorrentes não localizadas durante o exame clínico
- Restaurações defeituosas com margens abertas que podem potencialmente contribuir para a não cicatrização.

Qualquer combinação de sintomas clínicos, evidências radiográficas e outros achados clínicos pode indicar que a não cicatrização é evidente, mas também pode surgir sem qualquer contribuição das condições acima mencionadas.

Contra-indicações

- Um fator importante para determinar a necessidade de um retratamento não cirúrgico é a capacidade de restauração do dente após a remoção necessária dos materiais de restauração pré-existentes.

• Pode perder-se estrutura dentária adicional durante a eliminação da cárie e a remoção dos materiais do pilar e do núcleo.

• A decisão sobre a possibilidade de restauração requer frequentemente a desmontagem completa das restaurações pré-existentes e a avaliação do restante sistema de canais radiculares.

• Outros factores incluem a presença de envolvimento periodontal extenso que enfraquece o suporte dentário e/ou a presença de fracturas coronais ou radiculares problemáticas.

• Os pacientes que não estão motivados para salvar o dente natural são maus candidatos para o retratamento.

Exame radiográfico

Uma ajuda importante no planeamento do tratamento é pedir uma TCFC antes de iniciar o retratamento endodôntico. Os profissionais só devem solicitar a TCFC depois de frequentarem cursos relevantes e adquirirem experiência e conhecimentos sobre a interpretação das imagens de TCFC e as suas limitações. A Academia Europeia de Radiologia Dento-Maxilo-Facial recomendou a incorporação de cursos sobre TCFC nos currículos de licenciatura e pós-graduação, bem como em programas de formação contínua para dentistas e endodontistas, de modo a melhorar as suas competências em relação à interpretação das imagens tomográficas utilizadas na sua prática clínica.

Embora a TCFC possa ser uma ajuda importante para o médico, não significa que deva ser solicitada para todos os casos de retratamento endodôntico. Para efeitos de retratamento endodôntico, a TCFC pode ser solicitada se :

- A radiografia bidimensional convencional (periapical) não forneceu informações suficientes sobre as razões do insucesso num dente que recebeu previamente tratamento endodôntico.
- A radiografia bidimensional convencional (periapical) mostra a possibilidade de uma anatomia complexa do canal radicular num dente com um historial de terapia endodôntica
- Existe a possibilidade de ocorrerem acidentes e de os canais radiculares não serem detectados adequadamente pela radiografia bidimensional convencional

Com base nos padrões de cuidados, o dentista deve decidir se a radiografia convencional é suficiente para iniciar o retratamento endodôntico ou se é necessário obter mais informações solicitando a TCFC. O médico dentista deve discutir com o doente os riscos e benefícios de pedir uma TCFC e ambos devem chegar a uma decisão de pedir a tomografia ou de utilizar apenas a radiografia convencional durante o planeamento do tratamento. A dose de radiação mais elevada, o custo mais elevado e a resolução mais baixa são desvantagens da TCFC em comparação com a radiografia periapical.

Avaliação da restauração coronal

Os resultados do tratamento endodôntico podem depender mais da adaptação marginal da restauração do que da qualidade das obturações do canal radicular. Assim, devido à possibilidade de ingresso bacteriano induzido coronalmente nos canais, é essencial remover as restaurações coronais pré-existentes e avaliar a presença de cáries secundárias e contaminação do canal radicular. Quando um dente apresenta uma restauração de cobertura total, de resina composta ou de amálgama com cáries recorrentes, margens abertas ou perda de integridade marginal, está indicada a remoção completa da restauração.

Na maioria dos casos, a remoção da restauração de cobertura total é necessária para verificar se existe alguma contaminação bacteriana não detectada. A desmontagem das restaurações pré-existentes permite a inspeção de possíveis cáries e fracturas recorrentes e a avaliação da capacidade de restauração do dente. Se o ingresso bacteriano induzido coronalmente for evidente, toda a estrutura dentária restante deve ser inspeccionada, incluindo os canais e o assoalho pulpar. Quando a estrutura coronal remanescente for considerada inadequada, deve ser considerada a extrusão ortodôntica da raiz.

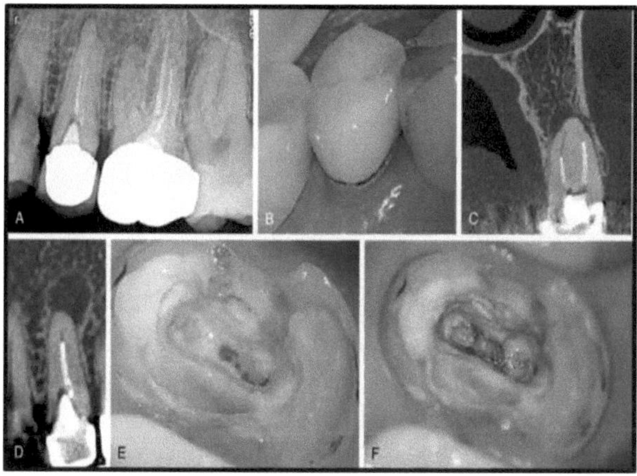

Fig 6.1 (**A**) Radiografia pré-operatória mostrando um grande espaço entre a restauração coronal e a raiz com uma lesão periapical. **(B)** Fotografia intra-oral mostrando uma má adaptação marginal da coroa. **(C)** Vista coronal da imagem de CBCT mostra um espaço amplo entre os dois canais radiculares e o núcleo com uma lesão periapical associada à raiz. **(D)** A vista sagital da imagem de CBCT também mostra espaços entre os dois canais radiculares e o núcleo. **(E)** Lesões cariosas extensas descobertas sob a restauração coronal. **(F)** A dentina corada com corante detetor de cárie revela lesões cariosas profundas nos dois canais.

Obstáculos e percalços anteriores

As obstruções do canal impedem normalmente a negociação bem sucedida do sistema de canais radiculares durante o tratamento não cirúrgico do canal radicular. Poderá ser necessário incluir um tratamento cirúrgico para gerir estes desafios de tratamento.

As obstruções do canal incluem pinos e núcleos, calcificações do sistema de canais radiculares, saliências iatrogénicas, detritos dentinários no sistema de canais radiculares, instrumentos fracturados, pontas de prata ou detritos metálicos e alguns materiais de pasta. As remoções de obstruções do canal são normalmente situações de tratamento complexas que requerem frequentemente uma formação e experiência extensivas do operador para serem geridas. Para benefício do paciente, deve ser considerada e oferecida a possibilidade de encaminhamento para um endodontista.[48]

A. Saliências

Muitas vezes, formou-se uma saliência no final da obturação anterior na parte coronal, média ou apical do canal radicular.

Muitas vezes, a saliência resulta de um ângulo de acesso inadequado ao canal radicular durante o tratamento primário.

O rebordo pode ser passado e removido se for possível recriar o acesso ao canal radicular. No entanto, pode ser muito difícil ou mesmo impossível passar uma saliência.

No entanto, a tentativa deve começar com uma pré-expansão da parte coronal do canal, dando ao operador a oportunidade de mover a lima na direção certa.

Normalmente, a parte coronal do canal precisa de ser alargada ainda mais, mas no sentido oposto ao do rebordo. Uma lima K-10 pré-curvada na sua porção apical pode ser utilizada para sondar o trajeto real. Primeiro, a lima deve ser inserida no canal com a ponta direcionada para a curvatura do canal. Com movimentos muito curtos, o médico deve procurar uma captura. Se não tiver êxito, a ponta da lima deve ser dobrada de uma forma ligeiramente diferente e o procedimento é repetido até se sentir um entalhe.

Em seguida, a lima deve ser movimentada para a frente e para trás, mantendo uma ligeira pressão apical. Ao mover a lima num movimento para cima e para baixo, a saliência é suavizada. Uma lima Hedstrom de tamanho 15-20 também pode ser utilizada com cuidado para estabelecer uma boa trajetória de deslizamento. Quando o bloco é contornado, deve ser utilizada uma irrigação abundante com hipoclorito de sódio para remover os detritos.

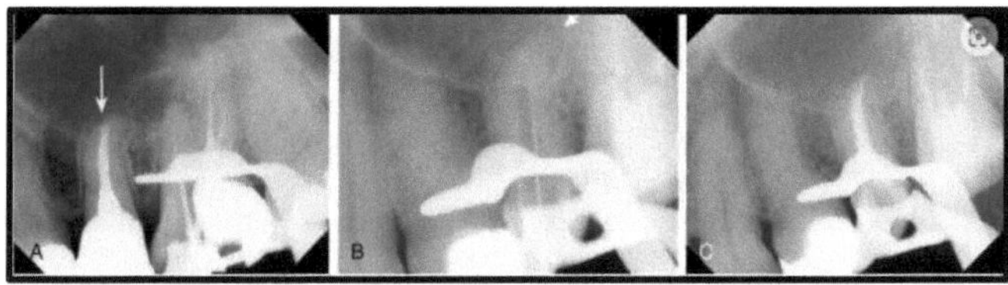

Fig 6.2 Radiografia pré-operatória mostrando a formação de uma saliência na parede exterior do canal em relação à curvatura do canal *(seta branca)* **(B)** Radiografia intra-operatória mostrando uma lima pré-curvada #10 K no trajeto original após o preenchimento do espaço com MTA *(seta branca)* ***(C)*** Radiografia pós-operatória mostrando o preenchimento da raiz no canal original para além da saliência

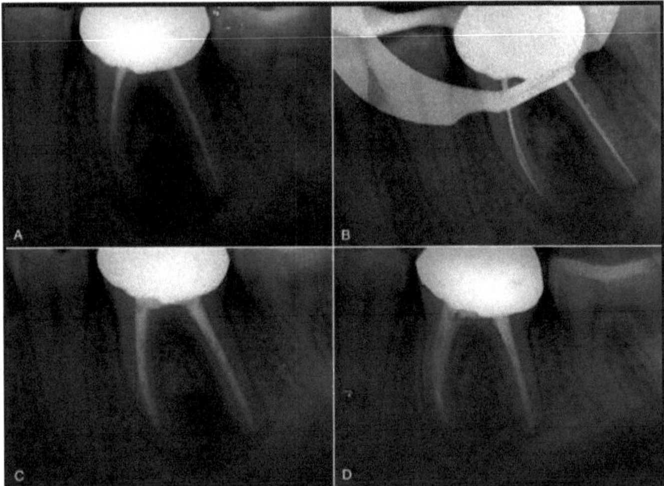

Fig. 6.3 A, Radiografia pré-operatória de um primeiro molar inferior esquerdo mostrando uma obturação inadequada das raízes mesiais e periodontite apical em curso num paciente sintomático do sexo masculino de 37 anos de idade. **B,** Radiografia da lima de trabalho mostrando a incapacidade do operador para ultrapassar a curvatura apical bloqueada de 4 mm. **C,** Radiografia pós-tratamento após a colocação do núcleo ligado na cavidade de acesso. **D,** Radiografia de revisão ao fim de 1 ano mostrando a cicatrização completa da lesão apical inicial.

B. Fracturas de instrumentos

Durante o tratamento primário, um instrumento do canal radicular pode ter sido fracturado e deixado no interior do canal radicular. A fratura do instrumento ocorre e deve-se principalmente a um erro de procedimento. A frequência de fratura de instrumentos durante o tratamento do canal radicular foi registada como sendo de 1-5%.[49]

Nos casos de retratamento, o material de obturação da raiz pode atuar como um bloqueio da lima, que não rodará livremente e, consequentemente, também pode ocorrer uma fratura do instrumento durante os procedimentos de retratamento.

A remoção de instrumentos fracturados pode ser difícil e depende da localização dentro do canal. Se estiver na parte coronal antes da curvatura apical, é mais provável que o instrumento seja gerido e removido.

As fracturas que ocorrem na parte coronal devem-se frequentemente a uma quantidade excessiva de pressão apical e, se ocorrerem na curvatura apical, é mais provável que a razão seja a fadiga cíclica.

Uma vez que a lima foi rodada e aparafusada dentro da parede do canal radicular ou do material de obturação da raiz, o princípio é que tem de ser rodada para fora.

A possibilidade de aceder aos 1-2 mm coronais do instrumento partido tem de ser avaliada sem grande risco de perfuração da raiz. Por conseguinte, é obrigatório efetuar um exame radiográfico pré-operatório cuidadosamente monitorizado.

O acesso é feito preferencialmente por um instrumento rombo, como uma broca Glidden Gates biselada, que criará espaço para que uma ponta fina ultra-sónica chegue entre a lima e a parede do canal radicular. A ponta ultra-sónica é rodada em torno do instrumento partido no sentido contrário ao dos ponteiros do relógio, removendo pequenas quantidades de dentina e fazendo vibrar a lima até esta se soltar.

O procedimento pode ser muito demorado, e a necessidade da sua remoção e o custo-benefício devem ser considerados

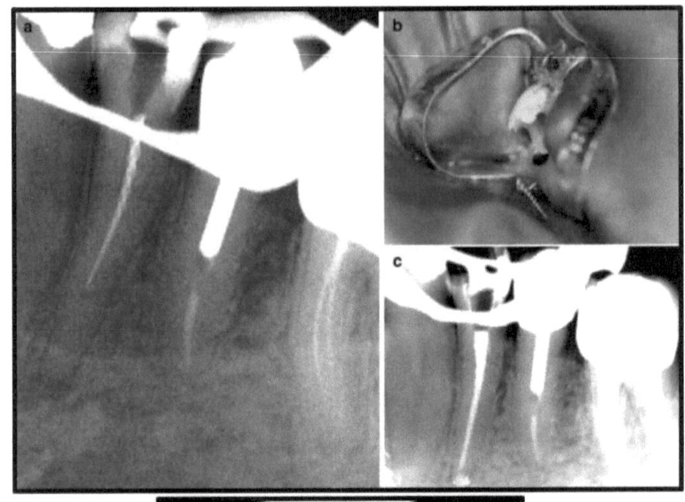

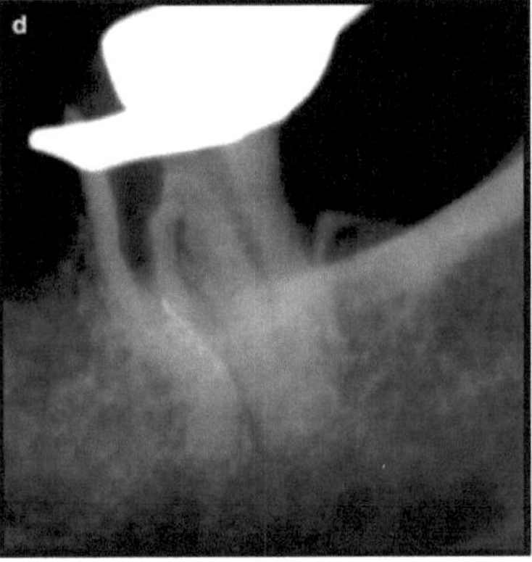

Fig. 6.4. O dente 34 é diagnosticado com um instrumento fracturado que é considerado removível sem grande perda dentária. (b) O instrumento foi removido utilizando uma ponta ultra-sónica fina num movimento anti-horário. (c) Caso concluído com uma obturação radicular. (d) Dente 36 com uma fratura de instrumento. A remoção excessiva de dentina e o risco de perfuração da raiz, evidentes na tentativa de remoção do instrumento, são óbvios

C. Perfurações

As perfurações do canal radicular podem estar presentes em todas as partes do sistema de canais radiculares como consequência de acidentes durante a terapia do canal radicular, preparação pós-espaço ou como resultado da extensão de um defeito de reabsorção interno.[50]

Uma perfuração diagnosticada durante os procedimentos de retratamento tem de ser analisada sob diferentes aspectos.

A localização, o tamanho e o tempo decorrido desde a sua ocorrência parecem ser as questões mais importantes para tomar uma decisão sobre a continuação ou não do tratamento.

A opinião predominante é que as perfurações coronais têm o pior prognóstico. A nível coronal, o processo inflamatório que se desenvolve como resposta à perfuração pode comunicar facilmente com a bolsa gengival e estabelecer um defeito periodontal. Por conseguinte, é favorável selar qualquer local de perfuração numa fase inicial.

Uma perfuração larga será mais difícil de selar do que uma pequena.

A reparação não cirúrgica é menos afetada pela localização da perfuração do que uma abordagem cirúrgica ao tratamento, que pode ser impossível em certas áreas da raiz.

A perfuração também cria dificuldades a uma boa assepsia durante o tratamento, pelo que tem de ser controlada.

A perfuração pode ocorrer durante a preparação do acesso e a instrumentação do canal radicular, criando diferentes dimensões e acesso à área perfurada.

Ao longo dos anos, foram descritas numerosas técnicas e materiais para reparar perfurações.

A perfuração pode ser selada utilizando um material diferente que tenha propriedades hidrofílicas em comum. O MTA (agregado de trióxido mineral) e materiais biocerâmicos semelhantes demonstraram boas caraterísticas para este fim. A sustentabilidade ao longo do tempo não é conhecida. Para poder selar a perfuração, é necessária observação e acesso, que podem ser criados através de uma boa ampliação e iluminação. Outra consideração que deve ser tida em conta é a possibilidade de encontrar o canal radicular na área perfurada e a capacidade de tratar com sucesso o canal radicular depois de a perfuração ter sido selada.

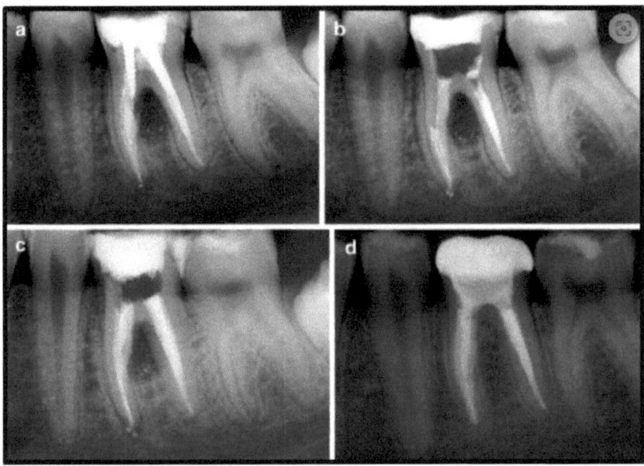

Fig. 6.5. Perfuração da raiz mesial do primeiro molar inferior esquerdo, causada pela introdução de um parafuso no canal mesiovestibular. (a) Radiografia pré-operatória. (b) Após o retratamento não cirúrgico, a obturação com a técnica de Schilder foi feita na distal, na mesiolingual e no canal mesiovestibular, apicalmente à perfuração. (c) Radiografia pós-operatória: o terço coronal do canal mesiovestibular foi completamente obturado com MTA, desde a perfuração até ao orifício. (d) A radiografia de retorno após 15 anos mostra o aquecimento completo

D. Sobreinstrumentação

A sobreinstrumentação é um tipo de perfuração que ocorre no local ou na proximidade do forame apical. Tem um impacto negativo no prognóstico de qualquer tratamento endodôntico e deve ser evitada. A constrição natural do canal radicular é danificada e a paragem natural para a preparação do canal radicular e a obturação radicular é ferida. Cria a possibilidade de o exsudado da área periapical entrar no sistema de canais radiculares, alimentando quaisquer microrganismos remanescentes com nutrientes e, ao mesmo tempo, permitindo que os seus produtos residuais escapem para a área periapical e sustentem a patologia apical.

A sobreinstrumentação pode ser evitada utilizando um localizador apical e radiografias do comprimento de trabalho para controlar a posição da lima dentro do canal. Os localizadores apicais são provavelmente melhores do que as radiografias para estabelecer o comprimento de trabalho.[51]

Remoção de postes e núcleos

A remoção bem sucedida de pinos e núcleos durante o retratamento depende de múltiplos factores. Estes incluem o nível de competência, a experiência, a formação e a seleção de instrumentos do operador.

As brocas de carboneto de haste longa de pequeno diâmetro e os sistemas ultra-sónicos utilizados em conjunto com o microscópio operatório dentário (DOM) facilitam um tratamento previsível.

Outras considerações relativas aos resultados incluem o tipo de material do núcleo (fundido versus resina ou amálgama); o comprimento e o diâmetro do pilar pré-fabricado ou fundido, a localização do pilar, o tipo de material do pilar (metálico ou não metálico); e a variedade de cimento ou sistema de ligação utilizado para fixar o pilar e o sistema de núcleo.[52]

Qualquer um dos métodos utilizados para remover pilares pode comprometer a estrutura dentária existente. Alguns pilares podem ser difíceis de remover se forem longos, bem encaixados ou cimentados com sistemas de ligação ou cimentos de resina.

A maior parte dos postes são essencialmente rectos e podem ser normalmente tratados com brocas de carboneto de pequeno diâmetro e haste longa sob o DOM.

No entanto, os pilares não metálicos, como a zircónia da cor do dente ou os pilares de fibra, podem ser difíceis de diferenciar da estrutura do dente.

As brocas de pequeno diâmetro associadas ao DOM permitem uma remoção conservadora dos pilares sem sacrificar a estrutura dentária adicional.

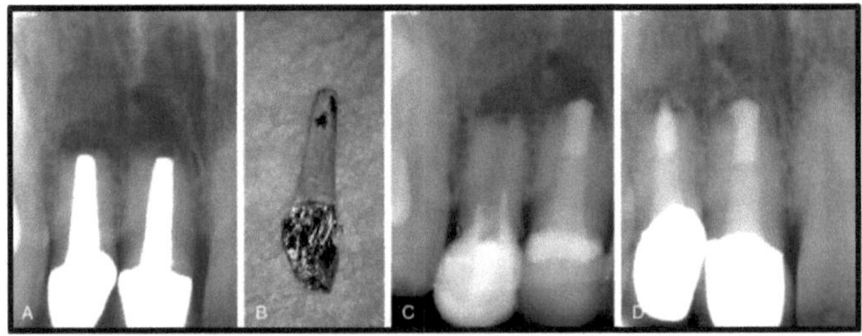

Fig. 6.6. (A) Radiografia pré-operatória mostrando um longo pino fundido colocado no canal do incisivo superior direito com lesões periapicais. **(B)** Pilar de gesso removido mostrando que a parte metálica que estava no canal parece intacta. **(C)** Radiografia tirada imediatamente após a remoção do pino mostra a parede de dentina intacta. **(D)** Radiografia pós-operatória de doze meses mostrando a cicatrização periapical.

Na preparação para a remoção do pilar, o material do núcleo coronal deve ser cuidadosamente seccionado e removido de forma incremental com brocas de diamante, zircónio-diamante, transmetal ou carboneto, e pontas ultra-sónicas para preservar a porção do pilar que sai coronalmente do canal radicular para facilitar a remoção de vários materiais do núcleo.

Este procedimento é melhor realizado com iluminação e

ampliação para ajudar a preservar a estrutura dentária adjacente durante o procedimento.

Após a remoção do núcleo, qualquer cimento visível à volta do pilar pode ser removido circunferencialmente utilizando pontas ultra-sónicas finas ou brocas de diamante com ponta de chama. O afrouxamento do pilar deve ser observado à medida que a ativação ultra-sónica progride.

Os pilares dos parafusos podem geralmente ser soltos com ultra-sons aplicados a eles numa rotação anti-horária e apanhados com hemostatos de vários tamanhos ou pinças ou alicates de ponta pequena. No entanto, este procedimento deve ser executado com precaução, uma vez que gera rapidamente temperaturas extremamente elevadas sem água de refrigeração. Além disso, a energia ultra-sónica deve ser aplicada em diferentes locais à volta da porção exposta do espigão, em intervalos não superiores a 15 segundos. As pontas ultra-sónicas utilizadas sem refrigeração por água e colocadas em contacto com os pilares geram aumentos de temperatura de 10°C em 1 minuto na superfície externa da raiz. Se esta temperatura limite for atingida, a geração de calor pode causar necrose dos tecidos periodontais, com possível perda do dente e do osso de suporte.

Os pinos cimentados com cimentos de resina e os pinos de fibra são difíceis de soltar e remover com ultra-sons. Por conseguinte, estes espigões devem ser desbastados com brocas de carboneto de pequeno diâmetro sob o DOM.

Após a pós-remoção, qualquer excesso de cimento pode ser removido utilizando uma combinação de solventes, instrumentos rotativos ou manuais, ou pontas ultra-sónicas.

Remoção de Gutta-Percha

A guta-percha é o material de obturação universalmente e mais comummente utilizado. Por conseguinte, é necessário removê-la com mais frequência durante o retratamento endodôntico do que outros materiais, a fim de preparar melhor o espaço do canal radicular ou melhorar um canal com uma obturação inadequada durante o retratamento. Uma vez que os biofilmes são a principal causa de infecções endodônticas crónicas e recorrentes, a remoção da guta-percha é essencial para o sucesso do retratamento do sistema de canais radiculares. Isto pode ser conseguido utilizando instrumentos manuais e rotativos, instrumentos ultra-sónicos, sistemas de calor ou solventes e, geralmente, requer uma combinação destes métodos.[53]

A maneira mais eficiente de remover obturações radiculares de guta-percha é usar instrumentos ultra-sónicos e manuais sob o DOM, seguidos de instrumentos rotativos. Além disso, foi relatado que o clorofórmio é capaz de reduzir os níveis intracanais de *Enterococcus faecalis,* um micróbio comum detectado em falhas endodônticas. No entanto, se o clorofórmio for utilizado durante as fases iniciais da remoção da guta-percha, é provável que mais material de obturação permaneça no canal e possa contribuir para uma extrusão excessiva para além do forame apical.

O xileno, o halotano, o eucaliptol, o óleo de eucalipto, o dissulfureto de carbono, o benzeno e o óleo de laranja também podem ser utilizados para este fim. Embora tenham demonstrado ser menos eficazes no amolecimento da guta-percha do que o clorofórmio, a maioria destes solventes não representa um risco significativo para a saúde dos doentes. Uma investigação mediu a quantidade de resíduos de clorofórmio, halotano e xileno expelidos através do forame apical durante os procedimentos de retratamento. Foi determinado que a quantidade de cada solvente expresso estava abaixo dos níveis que podem representar um problema de saúde para os pacientes.

A remoção da obturação radicular é efectuada preferencialmente utilizando uma estratégia "crown-down" (coroa para baixo). Recomenda-se vivamente que não se empurre ou avance qualquer instrumento rotativo (brocas, berbequins ou instrumentos de canal radicular) para além do comprimento que foi acedido pela primeira vez por uma lima K15 (o que corresponde à criação de um "percurso de deslizamento" em tratamentos primários).

Pode ser utilizada uma broca de baixa velocidade para remover a parte coronal de 1-2 mm. No passo seguinte, as brocas Gates Glidden podem ser utilizadas para avançar mais 3-5 mm para baixo no canal radicular. Os instrumentos rotativos ou alternativos podem agora ser a escolha perfeita para começar a criar uma forma pré-determinada do canal radicular.

A lima deve trabalhar no centro do material para evitar danos iatrogénicos. Muitos dos sistemas de limas rotativas têm limas de retratamento especiais que são normalmente mais rígidas e com ponta não cortante e também concebidas para serem acionadas a uma velocidade mais elevada. No entanto, o procedimento deve ser efectuado com cuidado devido ao risco de criar uma saliência.

Através do alargamento cuidadoso da parte coronal do canal radicular, é criado um melhor acesso à parte apical. Podem ser utilizadas limas manuais, de preferência limas Hedstrom, mas demoram mais tempo.

Estudos demonstraram que as limas rotativas removem o material de obturação radicular e preparam o canal radicular mais rapidamente em comparação com os instrumentos manuais. As limas rotativas deixam mais materiais de obturação radicular no interior do canal radicular em comparação com as limas manuais.

A utilização de limas rotativas necessita frequentemente de um acabamento com limas manuais para remover a parte média e apical da guta-percha remanescente. As limas ultra-sónicas também podem ser utilizadas para este fim. Os restos de selante e cimento também são mais facilmente removidos por ultra-sons sem risco de remover mais dentina do canal radicular.

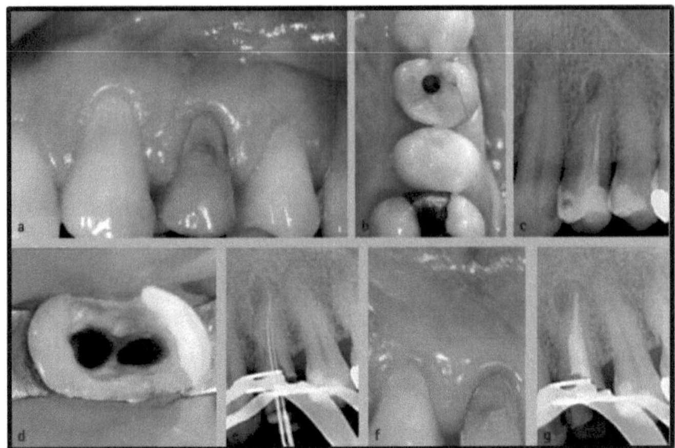

Fig.6.7. a) O primeiro pré-molar superior tratado por canal radicular com trato do seio bucal estava presente; Fig. b) Uma grande restauração de compósito mesio-ocluso-distal (MOD) estava presente e um pilar de fibra de carbono podia ser visto na superfície oclusal; Fig. c) Uma radiografia revelou um tratamento inadequado do canal radicular com os canais apicais não tratados; havia um pilar no canal palatino; Fig. d) Foi programado um retratamento endodôntico. Após o isolamento do dique de borracha, o material do núcleo foi removido e o pino foi perfurado com brocas para preparação do espaço do pino na porção coronal e com pontas diamantadas ultra-sónicas na parte mais profunda; Fig. e) Determinação do comprimento de trabalho. Os dois canais uniram-se num canal apical comum. Após a instrumentação, os canais foram medicados com pasta de Ca(OH)2 em soro fisiológico; Fig. f) O paciente retornou após uma semana. O trato sinusal tinha desaparecido e o dente estava confortável; Fig. g) Os canais foram obturados

Solventes

Os solventes de guta-percha e alguns selantes podem ser um complemento valioso no procedimento de retratamento quando o canal radicular está densamente compactado ou se os canais preenchidos pela raiz são severamente curvos. Guttasolv™, Endosolv™ e clorofórmio são substâncias destinadas a este fim. A introdução de algumas gotas do solvente no canal amolece a guta-percha e a lima pode alojar-se no material e seguir o seu trajeto. Uma vez que muitos destes solventes contêm substâncias químicas potencialmente alergénicas ou mesmo cancerígenas, devem ser considerados como um risco ambiental no trabalho. O solvente também cria uma camada de guta-percha nas paredes do canal radicular que pode ser difícil de remover. Por conseguinte, devem ser utilizados com precaução e apenas quando considerado necessário e não numa base rotineira.[54]

Desinfeção química

Nos últimos anos, a desinfeção do canal radicular, em vez do mero desbridamento, tornou-se um objetivo central do tratamento endodôntico. Essa abordagem foi desenvolvida a partir da constatação de que a infeção microbiana é a principal causa do início e da persistência da doença endodôntica. A presença e persistência microbiana após o tratamento também é provavelmente a razão para as diferenças nos resultados clínicos entre os casos com lesões apicais pré-operatórias e os casos sem lesões. Tornou-se evidente, a partir da análise de estudos de resultados longitudinais, que esta distinção de resultados entre casos vitais e casos com lesões pré-operatórias está presente apesar do facto de muitos dos casos com polpas vitais nestes estudos serem tratados por estagiários que têm menos experiência clínica. É provável que os sistemas de canais radiculares em casos com polpa vital apresentem detritos residuais no canal radicular após a conclusão da instrumentação, independentemente da técnica de instrumentação; no entanto, o sucesso a longo prazo permanece elevado. Da mesma forma, os casos de retratamento sem lesões apicais pré-operatórias também têm um resultado muito melhor em comparação com aqueles com lesões apicais, apesar de numerosos estudos mostrarem a persistência de detritos após a instrumentação de um caso previamente tratado. Assim, não são os detritos que estão associados ao resultado do tratamento, mas sim o facto de existirem ou não provas de que os casos envolvidos podem ter tido biofilmes bacterianos no pré-operatório. Os procedimentos de tratamento nestes casos podem não ter eliminado completamente o biofilme bacteriano num grande número de casos, e apesar da obturação que pode ser adequada, as lesões persistiram.[30]

A) Irrigação

A flora microbiológica cultivável dentro de um canal radicular preenchido com periodontite apical é diferente em comparação com o canal não preenchido. As estirpes são menos numerosas e os anaeróbios facultativos são predominantes. Os micróbios estão situados no material de obturação da raiz, entre a guta-percha e a parede do canal radicular, bem como no interior dos túbulos dentinários, tal como demonstrado por Nair et al.

A remoção mecânica do material de obturação da raiz infetada é feita por diferentes instrumentos que darão acesso à dentina. Os micróbios estão a colonizar os locais sob a forma de um biofilme que os ajuda a protegerem-se de quaisquer tentativas de os matar através da utilização de produtos químicos.

Consequentemente, os instrumentos e a irrigação devem, de preferência, romper o biofilme, de modo a tornar os micróbios mais susceptíveis ao efeito antissético do irrigante. As caraterísticas de dissolução dos tecidos são, por conseguinte, um requisito essencial. O irrigante também deve ser capaz de alcançar áreas que não podem ser tocadas pelos instrumentos. Por conseguinte, a baixa tensão superficial é uma propriedade importante.

O irrigante de desinfeção deve ser capaz de matar ou, pelo menos, inativar permanentemente a microbiota no interior do sistema de canais radiculares. Ao mesmo tempo, o agente tem de ser minimamente tóxico e não causar danos nos tecidos se entrar acidentalmente para além do sistema de canais radiculares. Dependendo do dispositivo de irrigação utilizado, a solução é, mais ou menos, capaz de alcançar o comprimento de trabalho sem penetrar na área periapical.

Caraterísticas de um irrigante endodôntico ideal -

- Ser um germicida e fungicida eficaz.
- Não ser irritante para os tecidos apicais.

- Permanecem estáveis em solução.
- Têm um efeito antimicrobiano prolongado e um efeito antibacteriano sustentado após a utilização.
- Ser ativo na presença de sangue, soro e derivados proteicos de tecidos.
- Ser capaz de remover completamente a camada de esfregaço.
- Têm baixa tensão superficial.
- Ser capaz de desinfetar a dentina e os seus túbulos.
- Não interferir com a reparação dos tecidos apicais.
- Não mancha a estrutura dentária.
- Ser capaz de inativação num meio de cultura.
- Não induzir uma resposta imunitária mediada por células.
- Não ser antigénico, não ser tóxico e não ser cancerígeno para as células dos tecidos que rodeiam o dente.
- Não têm efeitos adversos nas propriedades físicas da dentina exposta.
- Não têm qualquer efeito adverso sobre a capacidade de selagem dos materiais de enchimento.
- Têm uma aplicação cómoda.
- Ser relativamente pouco dispendioso.

Hipoclorito de sódio (NaOCl)

O hipoclorito de sódio tem a capacidade de romper o biofilme microbiológico no interior do canal radicular e é um potencial agente anti-sético. Tem sido amplamente utilizado na endodontia e tem boas provas de ser eficaz tanto in vitro como em estudos clínicos. O hipoclorito de sódio é o principal irrigante de eleição. A concentração a utilizar deve ser objeto de investigação adicional. Uma concentração mais elevada aumentará o risco de efeitos tóxicos graves se o hipoclorito de sódio for libertado através do ápice da raiz. O tempo de tratamento aumentará com uma concentração mais baixa, mas pode ser mais seguro. Um pH mais baixo e uma temperatura mais elevada fazem com que o hipoclorito de sódio se torne mais eficaz em concentrações mais baixas. A concentração, o pH e a temperatura ideais devem ser investigados. O hipoclorito de sódio é rapidamente inactivado pela presença de material oxidável, como restos de dentina e material orgânico.

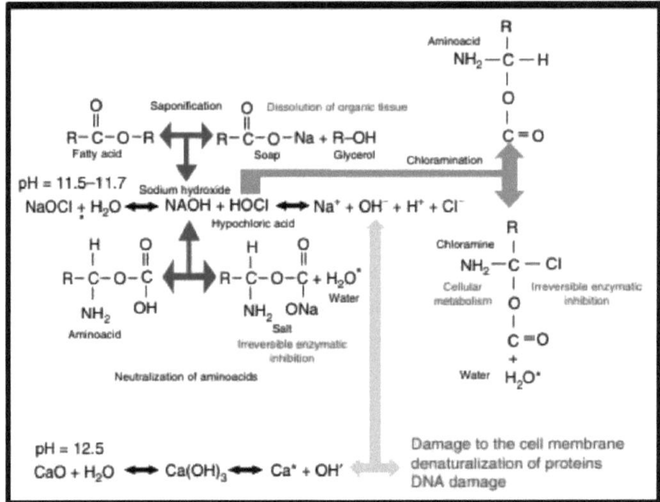

Fig. 6.8. Mecanismo de ação do cloreto de sódio

- EDTA

O ácido etilenodiaminotetracético liga-se ao cálcio e é utilizado para remover a camada de esfregaço criada durante a instrumentação do canal radicular. A remoção da camada de esfregaço permite o acesso de outros irrigantes à dentina radicular. A smear layer contém frequentemente resíduos bacterianos que, de preferência, devem ser erradicados.

Modo de ação

Com a exposição direta durante um período de tempo prolongado, o EDTA extrai as proteínas da superfície bacteriana ao combinar-se com iões metálicos do invólucro celular, o que pode eventualmente levar à morte bacteriana.

- **Clorexidina e iodo Iodeto de potássio**

A compreensão do canal radicular infetado e a complexidade do biofilme aumentaram nas últimas décadas. O facto de terem sido encontrados microrganismos particularmente resistentes em dentes obturados permitiu que os clínicos e investigadores tentassem utilizar fluidos de irrigação alternativos ou complementares, quer para remover mais eficazmente os micróbios inicialmente, quer para melhorar a desinfeção química no retratamento, desinfectantes que podem ser mais eficazes para as leveduras e enterococos do que o NaOCl. A clorexidina é utilizada devido às suas propriedades biocompatíveis e de ligação à hidroxiapatite. O gluconato de clorexidina a dois por cento é utilizado, mas a sua falta de propriedades de dissolução de tecidos faz com que não seja útil como único irrigante, mas sim em conjunto com o NaOCl. A mistura de NaOCl com clorexidina produzirá paracloroanilina como um precipitado. Este resíduo de cor rosa pode cobrir a parede do canal radicular e impedir o efeito do NaOCl. A eficácia do iodeto de iodo-potássio, particularmente dirigido contra espécies de Enterococcus, encontrou algum apoio tanto in vitro como em protocolos clínicos. O iodeto de iodo-potássio pode ser utilizado de preferência após o EDTA.[55]

Modo de ação da CHX

É um agente antimicrobiano de largo espetro, ativo contra bactérias gram-positivas e gram-negativas e leveduras. Devido à sua natureza catiónica, a CHX é capaz de se ligar electrostaticamente às superfícies negativamente carregadas das bactérias, danificando as camadas exteriores da parede celular e tornando-a permeável. Dependendo da sua concentração, a CHX pode ter efeitos bacteriostáticos e bactericidas. Em concentrações elevadas, a CHX actua como um detergente e, ao danificar a membrana celular, provoca a precipitação do citoplasma, exercendo assim um efeito bactericida. Em concentrações subletais baixas, a CHX é bacteriostática, provocando a saída de substâncias de baixo peso molecular, ou seja, potássio e fósforo, sem que a célula seja irreversivelmente danificada. Pode também afetar o metabolismo bacteriano de várias outras formas, como a supressão da atividade do sistema de transporte de açúcar do sistema fosfotransferase (PTS) e a inibição da produção de ácido em algumas bactérias.

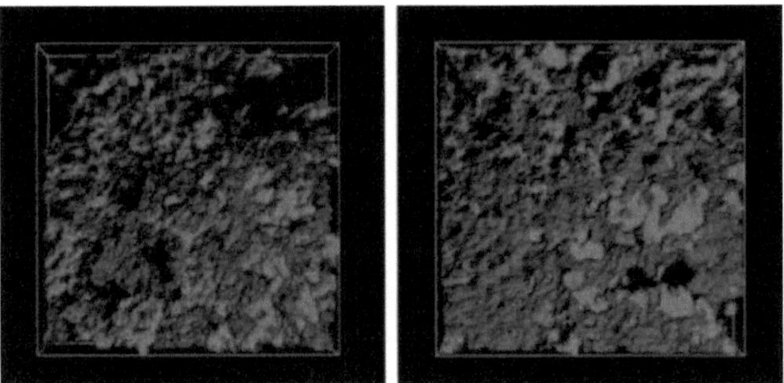

Fig. 6.9. Efeito da clorhexidina no biofilme

Interações entre EDTA, NaOCl e CHX

O EDTA manteve a sua capacidade de complexação de cálcio quando misturado com NaOCl. No entanto, o EDTA fez com que o NaOCl perdesse a sua capacidade de dissolução de tecidos, e praticamente não foi detectado cloro livre nas combinações. Clinicamente, este facto sugere que o EDTA e o NaOCl devem ser utilizados separadamente.

Num regime de irrigação alternada, devem ser administradas quantidades abundantes de NaOCl para lavar os restos do EDTA.

A combinação de CHX e EDTA produz um precipitado branco. Rasimick et al. determinaram se o precipitado envolve a degradação química da CHX. O precipitado foi produzido e redissolvido numa quantidade conhecida de ácido trifluoroacético diluído. Verificou-se que a CHX forma um sal com o EDTA em vez de sofrer uma reação química.

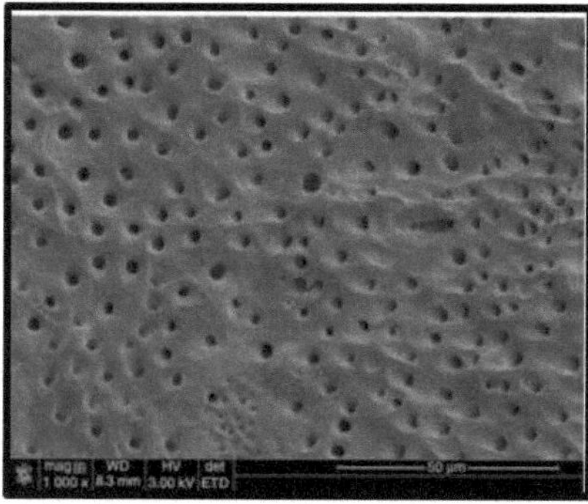

Fig. 6.10. Dentina tratada com NaOCl+EDTA.

Agentes para remoção da camada de esfregaço

A camada de esfregaço é definida como "película superficial de resíduos retidos na dentina ou noutras superfícies após a instrumentação com instrumentos rotativos ou limas endodônticas; consiste em partículas de dentina, restos de tecido pulpar vital ou necrótico, componentes bacterianos e irrigantes retidos"

Estrutura da camada de esfregaço

A espessura da smear layer depende do tipo e da nitidez do instrumento de corte e também do facto de o corte ter sido efectuado em dentina seca ou húmida.

O conteúdo da camada de esfregaço é descrito em duas partes: a camada de esfregaço superficial e a camada de esfregaço, onde o conteúdo é compactado nos túbulos dentinários. A camada de esfregaço superficial é estimada em 1,0-2,5 µm de espessura; enquanto o conteúdo da camada de esfregaço pode ser compactado nos túbulos dentinários a uma profundidade de 40 µm. A penetração dos componentes da smear layer nos túbulos dentinários pode ser causada por ação capilar em resultado de forças adesivas entre os túbulos dentinários e o conteúdo do esfregaço, conhecidas como "tampões de esfregaço".

Factores que influenciam a formação da camada de esfregaço

A complexidade do sistema de canais radiculares limita normalmente a eficácia da limpeza completa dos espaços pulpares. A anatomia desviada do canal radicular pode colocar dificuldades na instrumentação, conduzindo subsequentemente a zonas preparadas de forma desigual nas paredes do canal radicular. Estas zonas irregulares podem contribuir para a produção de uma maior quantidade de camada de esfregaço. Quando se acumulam lascas de dentina nas ranhuras do instrumento, o efeito de trabalho é prejudicado e a fricção entre o instrumento e as paredes do canal aumenta. O efeito de corte é reduzido; consequentemente, forma-se uma maior quantidade de camada de esfregaço. Foi estabelecido que a quantidade de camada de esfregaço produzida durante a instrumentação rotativa é muito maior em comparação com a obturação manual. Foi estabelecido que a preparação sónica e ultra-sónica do canal radicular são os métodos mais eficazes, conduzindo apenas a uma pequena formação de camada de esfregaço. A irrigação maciça direcionada para a parte de trabalho do instrumento facilita a remoção da dentina e evita a ligação de detritos às paredes do canal radicular. As agulhas de ventilação permitem o descolamento da smear layer das paredes do canal radicular sob pressão, tornando assim o desbridamento mais eficiente. A preparação do espaço do pilar resulta numa camada de esfregaço mais espessa e também consiste em fragmentos de cimento e guta-percha. Assim, quando os pilares são cimentados sem a remoção da camada de esfregaço, esta liga-se à camada de esfregaço pouco aderente e, por fim, a ligação rompe-se

Os instrumentos de moldagem deixam uma camada de esfregaço nas superfícies que tocam. Alguns argumentam que esta deve ser removida, especialmente em casos infectados, em que o acesso do NaOCl aos microrganismos que residem nos túbulos dentinários pode ser comprometido, e em que se pode recear que a selagem proporcionada pela obturação radicular contra o biofilme e as paredes manchadas de detritos possa ser comprometida.

Outros concluíram que o impacto da camada de esfregaço nos resultados clínicos permanece incerto.

As soluções comuns para a remoção da smear layer incluem o EDTA (tipicamente 17%) e o ácido cítrico (tipicamente 5%) e a sua eficácia nesta função é reconhecida. No entanto, têm sido expressas preocupações acerca do potencial destes agentes, especialmente se aplicados a quente ou em concentrações mais elevadas, para desmineralizar e condicionar a dentina. A sua utilização alternada com soluções fortes de NaOCl tem sido uma preocupação particular, criando ciclos repetidos de desmineralização e desproteinização e o potencial para danos químicos na dentina.

A combinação de NaOCl com EDTA também diminui as actividades antimicrobianas do NaOCl. Uma alternativa recente incorpora as acções quelantes, alegadamente suaves, do ácido etidrídico ou do ácido (1-hidroxi etilideno) bifosfónico (HEDP), que é misturado com NaOCl sem perturbar as suas propriedades para formar uma solução de "duplo enxaguamento".

Os produtos combinados, como o MTAD (Mistura de isómero de tetraciclina, ácido e detergente), que contém antibióticos, e o Tetraclean, que lhe está associado, alegadamente combinam a atividade antimicrobiana com a remoção suave de manchas. No entanto, a utilização de antibióticos de largo espetro como agentes tópicos contra as infecções por biofilme parece ser desaconselhada à medida que se desenrola uma crise global de resistência aos antibióticos. É particularmente difícil identificar um papel para esses agentes em casos de pulpectomia minimamente infectados ou não infectados.

O QMix é um produto alternativo, que combina EDTA com clorexidina e um detergente para melhorar a molhabilidade da parede do canal e a penetração tubular. Grande parte da sua avaliação centrou-se na atividade antimicrobiana e os benefícios específicos do QMix na pulpectomia não são claros. Mais uma vez, não estão disponíveis provas científicas concretas sobre a solução de irrigação ideal para utilização durante a pulpectomia. Até à data, as soluções de NaOCl são provavelmente as mais bem evidenciadas.

Tamanho da preparação apical

O tamanho ótimo do preparo apical e o seu efeito no resultado do tratamento é uma área de grande interesse e debate na endodontia. Existem dois pontos de vista opostos, com os dois campos a promoverem tamanhos de preparação apical grandes ou pequenos. A lógica para instrumentar com um tamanho apical maior é remover mais bactérias, dentina infetada, tecido necrótico e detritos, diminuindo assim o risco de inflamação e/ou infeção apical pós-tratamento. A lógica para instrumentar um tamanho apical menor é conservar a dentina e diminuir o risco de fratura radicular subsequente. A maioria dos estudos sobre o efeito do tamanho do preparo apical no resultado do tratamento mede os resultados substitutos em vez do sucesso clínico. Os resultados destes estudos apoiam geralmente o conceito de que preparos apicais maiores resultam em menos bactérias, subprodutos bacterianos e detritos que permanecem na porção apical do canal. Para além disso, os tamanhos apicais maiores resultam numa maior capacidade dos irrigantes alcançarem o comprimento de trabalho do canal.[56]

Usman e colegas[31] instrumentaram pares de dentes iguais utilizando limas rotativas GT para um tamanho apical de 20 ou 40 e mediram os detritos remanescentes após a instrumentação utilizando técnicas histológicas a 0,5, 1,5 e 2,5 mm do comprimento de trabalho. Os dentes instrumentados com um tamanho 20 tinham significativamente mais detritos remanescentes no terço apical do que os dentes instrumentados com um tamanho 40.

Permaneceram mais detritos quando os dentes foram instrumentados para o tamanho 30 ou 35, e houve uma correlação significativa entre a quantidade de detritos remanescentes e a quantidade de dentina não instrumentada no terço apical da raiz.[57]

Apesar das múltiplas linhas de evidência de estudos pré-clínicos que sugerem que tamanhos apicais maiores resultam numa desinfeção mais eficiente do canal radicular no aspeto apical do canal, não existem dados de estudos clínicos para apoiar a ideia de que isto se traduz em resultados clínicos mais bem sucedidos.

DESINFECÇÃO DO SISTEMA DE CANAIS RADICULARES

O objetivo de um tratamento do canal radicular é prevenir ou curar a PA; por conseguinte, os microrganismos, tanto no estado planctónico como no estado de biofilme, devem ser removidos do sistema de canais radiculares. Infelizmente, devido à complexidade do sistema de canais radiculares que contém istmos, extensões ovais e canais laterais, não é possível remover completamente o biofilme do sistema de canais radiculares durante um tratamento de canal radicular. Quando o sistema de canais radiculares está infetado, os detritos de dentina e a camada de esfregaço também estão infectados, infelizmente. A smear layer pode ser definida como uma mistura de resíduos de dentina, restos de tecido pulpar, processos odontoblásticos e microrganismos (se presentes), que estão fortemente ligados à parede do canal radicular e podem penetrar até 40 µm nos túbulos dentinários. Nos locais onde as limas não tocam nas paredes, o biofilme está presente, possivelmente coberto ou bloqueado por resíduos de dentina. Esta situação típica dificulta os procedimentos de desinfeção e, consequentemente, a remoção dos detritos dentinários e da camada de esfregaço desempenha um papel crucial no processo de desinfeção. Durante o procedimento de irrigação, podem distinguir-se duas fases: uma fase de fluxo, durante a qual o irrigante é administrado e flui para dentro e para fora do canal radicular, e uma fase de repouso, em que o irrigante está em repouso no canal radicular. Uma vez que a irrigação com seringa só tem controlo sobre o fluxo produzido, a ativação do irrigante pode ajudar a melhorar a distribuição do irrigante ao longo do sistema de canais radiculares e também melhorar a mistura, a refrescância e as propriedades químicas do irrigante. Os sistemas de ativação do irrigante introduzem uma fase de ativação adicional, aumentando o fluxo do irrigante através de uma fonte de energia.

Sistemas de irrigação sónicos, ultra-sónicos e activados por laser

Ativação sónica: caraterísticas operacionais

A ativação sónica utiliza instrumentos que têm uma vibração forçada numa extremidade (na peça de mão) e que podem vibrar livremente na outra extremidade. Os dispositivos sónicos funcionam a frequências audíveis (inferiores a 20 kHz) e têm amplitudes de oscilação de lima até 1 mm. Os instrumentos sonoros exibem um padrão de flexão simples, consistindo numa grande amplitude na ponta (antinó) e numa pequena amplitude na extremidade acionada (nó), onde ocorre a piezo-atuação. Uma vez que a amplitude no antinó pode ser tão grande como 1 mm, que é maior do que o diâmetro de um canal radicular, ocorre um contacto frequente com a parede, resultando numa eficácia reduzida.

Ativação por ultra-sons: caraterísticas operacionais

Tal como a ativação sónica, os instrumentos utilizados durante a ativação ultra-sónica têm uma vibração forçada numa extremidade (na peça de mão) e podem vibrar livremente na outra extremidade. Os dispositivos ultra-sónicos funcionam a frequências mais elevadas (normalmente 20-200 kHz) e têm amplitudes inferiores a 100 µm. A frequência mais elevada utilizada pela ativação ultra-sónica conduz a um padrão mais complexo de nós e antinós do que os dos dispositivos sónicos. Os instrumentos acionados por um elemento piezoelétrico próximo de 30 kHz exibem um padrão de aproximadamente três comprimentos de onda, ou seis nós e antinós espaçados aproximadamente 5 mm. A amplitude de oscilação da ponta de tais instrumentos é da ordem de 10-100 µm na direção de oscilação; existe também uma oscilação perpendicular à direção de oscilação principal com uma amplitude relativa de aproximadamente 10%. Os instrumentos com secção transversal quadrada são, na sua maioria, de corte porque são originalmente utilizados para instrumentação do canal radicular e, consequentemente, têm associado um risco de danos na parede do canal radicular quando utilizados para fins de irrigação. Em 1980, Weller et al. propuseram um instrumento liso e um contacto intencional com a parede; no entanto, foi demonstrado mais tarde que, quando o contacto intencional era evitado, o fluxo de irrigante melhorava. Recentemente, foi demonstrado num estudo in-vitro envolvendo 30 endodontistas que o contacto com a parede do canal radicular ocorre quase sempre, embora não intencional. A quantidade de contacto depende não só da definição de potência utilizada, mas também da rigidez do instrumento e da força com que o instrumento é empurrado contra a parede do canal radicular. Mas o contacto ligeiro não deve afetar os seus mecanismos de limpeza de fluxo e cavitação, uma vez que a oscilação da lima não é amortecida. Em vez disso, cria uma oscilação secundária a frequências audíveis, durante a qual a lima se afasta da parede e continua a oscilar na frequência ultra-sónica motriz. O termo irrigação activada por ultra-sons (UAI) foi sugerido para substituir a irrigação passiva por ultra-sons (PUI), a fim de evitar confusões.

Ativação do laser: caraterísticas operacionais-

Outra técnica de limpeza do sistema de canais radiculares é a LAI, que utiliza energia laser para agitar o irrigante. Esses lasers são tipicamente do tipo Er:YAG ou ErCrYSGG, com um comprimento de onda na região do infravermelho (2796-2940 nm), que é bem absorvido pela água. A dinâmica da LAI foi estudada utilizando imagens de alta velocidade que mostram a geração e a implosão de uma grande bolha de vapor na ponta da fibra, gerada pela absorção da energia do laser e pelo rápido aquecimento do irrigante. O colapso desta bolha pode induzir uma onda de choque e bolhas adicionais em todo o sistema de canais radiculares. A ponta da fibra laser pode ser colocada perto do ápice do canal radicular, ou na câmara pulpar com fibras normais ou fibras especialmente desenvolvidas (fluxo fotoacústico iniciado por fotões, PIPS). A irrigação activada por laser é uma técnica indireta, não dependendo da ablação direta do biomaterial.

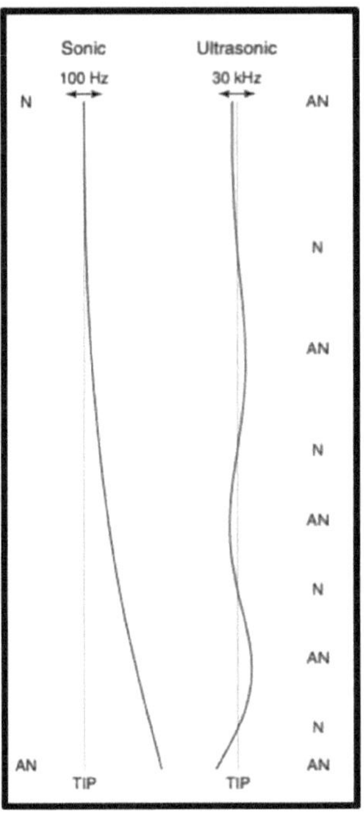

Fig. 6.11. Os instrumentos sonoros e ultra-sónicos apresentam padrões distintos de nós (N) e antinós (AN). O padrão exato depende da geometria da lima e das propriedades do material. O deslocamento é maior na ponta.

Caracterização do fluxo durante a irrigação sónica, ultra-sónica e activada por laser

Ativação sónica e ultra-sónica-

A oscilação sónica ou ultra-sónica de um instrumento induz o fluxo do fluido à sua volta, o que leva a pressões alternadas e a tensões de cisalhamento na parede do canal radicular. O fluxo também dá origem à mistura do irrigante, de modo a que o irrigante consumido durante a sua reação com o biomaterial seja substituído por irrigante fresco. Quando se utilizam agulhas activadas por ultra-sons ou um fluxo contínuo na câmara pulpar, o irrigante também será renovado. O padrão de nós e antí-nodos ao longo do instrumento determina o fluxo à volta da lima na direção axial. O único antinódo e nó apresentado pelos instrumentos acionados sonoramente pode induzir um fluxo desde a ponta até à extremidade acionada da lima. A multiplicidade de antinós e nós num instrumento acionado por ultra-sons conduz a um padrão mais complexo de microfluxo ao longo do instrumento. O fluxo lateral induzido por ambos os instrumentos é vantajoso para a limpeza de extensões laterais (canais laterais, istmos, extensões ovais) do canal radicular, que são difíceis de limpar com um fluxo criado por irrigação de pressão positiva (seringa) ou negativa. A mistura e o refrescamento dos irrigantes e a remoção dos resíduos de dentina ocorrem quando o instrumento ativado por ultra-sons é inserido até 3 mm do comprimento de trabalho. A curvatura de um canal radicular pode afetar a limpeza da área apical (44), principalmente devido ao acesso limitado para o instrumento. Quando um instrumento é inserido até ao comprimento de trabalho ou próximo deste, a sua oscilação pode ser afetada por um contacto severo ou pela ligação do instrumento à parede do canal radicular (45). Por isso, é aconselhável inserir o instrumento ultrassónico apenas no início da curvatura sem dobrar o instrumento. O aumento da intensidade dos ultra-sons resultará numa limpeza mais eficaz.

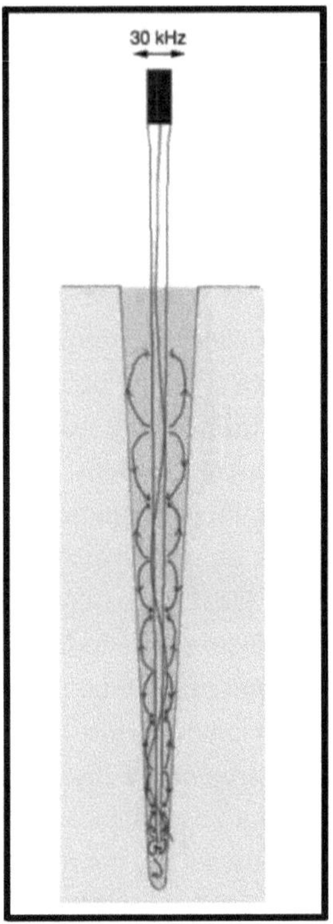

Fig. 6.12. Microstreaming (setas azuis) induzido no interior de um modelo de canal radicular por uma lima ultrassónica oscilante que exibe um padrão de nós e antinós (linha vermelha).

Fluxo acústico

O fluxo lateral é induzido em cada um dos antinodos ao longo da lima; esta componente lateral do fluxo é tipicamente muito mais forte do que a componente axial. O fluxo acústico é um fenómeno já introduzido em 1884 por Rayleigh e alargado ao caso de um cilindro que oscila com elevada amplitude no interior de outro cilindro. A limpeza ultra-sónica com fluxo acústico induzido por um objeto cilíndrico oscilante já foi descrita por Williams e Nyborg em 1970, que utilizaram um capilar fino e oscilante ou um fio de tungsténio para remover biomateriais de uma superfície. Normalmente, o fluxo acústico é uma sobreposição de dois fluxos, sendo um deles um componente oscilatório e o outro um componente constante, cujas forças dependem da amplitude da oscilação.

A parte oscilatória do fluxo acústico faz com que o fluxo oscile para a frente e para trás juntamente com a lima. Ao fazer isso, o fluido exerce uma pressão alternada e uma tensão de cisalhamento na (no material da) parede do canal radicular. O fluido perto da lima oscila com a mesma velocidade (u_o) que a lima.

$$u0 = A\omega,$$

em que A é a amplitude de oscilação (em m) e ω a frequência de oscilação (em Hz). Esta velocidade diminui rapidamente com a distância ao ficheiro. A pressão e a tensão de cisalhamento numa parede próxima podem ser da ordem de 100 e 1 kPa, respetivamente, o que é maior do que as forças típicas de fixação do biofilme, conforme relatado anteriormente. Os valores para a pressão e a tensão de cisalhamento são semelhantes aos relatados para a irrigação com seringa utilizando um caudal muito elevado (0,26 ml/s); no entanto, para a irrigação com seringa, estas forças ocorrem apenas perto da saída da agulha, enquanto que para a ativação ultra-sónica estas forças estão presentes perto de todas as secções nodais do instrumento. A natureza oscilatória da pressão e a tensão de cisalhamento podem, além disso, induzir fadiga no material que precisa ser removido da parede do canal radicular (19). No entanto, como o componente oscilatório diminui rapidamente com a distância da lima oscilante, este efeito é mais pronunciado quando a lima está próxima da parede. Os efeitos não lineares do fluido levam a um fluxo constante (não oscilatório) (jactos) na direção da oscilação (55), com uma velocidade us:

$$u_s = \frac{3}{4}\frac{\omega y^2}{R}$$

em que ω é a frequência de oscilação (em Hz), y a amplitude de oscilação (em m) e R o raio da lima (em m). A velocidade do jato é tipicamente de 1 m/s e aumenta com o aumento da amplitude ou da potência.

Esta parte estável do fluxo está a fazer o transporte e a mistura reais do fluido. Os jactos também exercem uma pressão (1 kPa) e uma tensão de cisalhamento (10 Pa) sobre (o material sobre) a parede, mesmo a distâncias relativamente grandes do instrumento, uma vez que a velocidade do jato diminui apenas lentamente com o aumento da distância da lima. Estes valores podem ser uma ou duas ordens de grandeza mais baixos do que os componentes oscilatórios, dependendo da proximidade da parede do canal radicular, que tem um efeito significativo no fluxo. A pressão é maior no centro do jato; a tensão de cisalhamento é maior fora do centro, a uma distância de 0,1 vezes a distância entre a lima oscilante e a parede. Devido a estes jactos, a direção de oscilação da lima deve ser tida em conta, em particular quando se limpam canais ovais, istmos e canais laterais. O fluxo acústico é induzido para todos os desenhos de secção transversal dos instrumentos actuais, embora os detalhes do fluxo possam mudar. O fluxo acústico ou cavitação (ver secção "Cavitação") não é possível para a ativação sónica porque a sua frequência e velocidade oscilatória associada são demasiado baixas.

Cavitação

Durante a oscilação de alta amplitude do instrumento durante a ativação ultra-sónica, pode ser induzida a cavitação. A cavitação é definida como a nucleação, o crescimento e o colapso de bolhas dentro de um líquido. Para criar uma bolha de vapor, a tensão no líquido tem de ser maior do que a resistência à tração do líquido, que é da ordem de 107 Pa para a água pura. No entanto, na água não pura (água da torneira, água destilada), existem frequentemente pequenas bolsas (núcleos de cavitação) com gás aprisionado em superfícies de paredes ou partículas, a partir das quais é muito mais fácil fazer crescer bolhas (um processo designado por cavitação heterogénea), uma vez que apenas a pressão ambiente de 105 Pa (mais a pressão de vapor de 103 Pa) tem de ser ultrapassada. A velocidade típica u necessária para gerar esta pressão negativa ΔP num líquido de densidade ρ pode ser estimada a partir da relação de Bernoulli:

$$\Delta P = \frac{1}{2}\rho u^2$$

Na água, o limiar de velocidade é de cerca de 15 m/s, o que é viável com os actuais dispositivos endodônticos ultra-sónicos, mas não com os dispositivos sónicos. As bolhas crescem durante a fase negativa de uma onda de pressão e colapsam quando a pressão se torna positiva. Perto de uma parede sólida e dura, as bolhas tendem a colapsar na direção da parede. Alternativamente, durante o colapso da bolha junto a uma parede macia (como um biofilme que cobre uma parede), o material macio pode ser puxado da parede em direção à bolha. Os jactos de alta velocidade (centenas de metros por segundo), com pressões locais associadas de 1 GPa e tensões de corte de 1 MPa e ondas de choque, acompanham o colapso da bolha, também conhecido como efeito de martelo de água. O colapso da bolha pode também desencadear um par de crescimentos e colapsos consecutivos de bolhas, até ser amortecido. O violento colapso inercial das bolhas é designado por cavitação transitória e está associado à limpeza de superfícies, à terapia médica, à erosão de superfícies e a outros efeitos mecânicos da limpeza por ultra-sons. Os graves danos causados pela cavitação nas hélices dos navios foram, de facto, o fenómeno que levou Rayleigh a começar a investigar a dinâmica das bolhas.

Irrigação por ativação laser

A dinâmica da LAI foi estudada utilizando imagens de alta velocidade que mostram a geração e implosão de uma grande bolha de vapor na ponta da fibra, gerada pela absorção da energia do laser e pelo rápido aquecimento do irrigante. O tamanho da bolha gerada pelo laser depende da energia de saída, da duração do impulso e da frequência do laser e da secção transversal de absorção do irrigante para o comprimento de onda do laser. O colapso da bolha induzida pelo laser puxa o fluido da parte coronal e apical em direção ao centro da bolha, induzindo assim velocidades de fluido de vários metros por segundo. Este fluxo está associado a uma forte tensão de cisalhamento (da ordem de 1 kPa) na parede, o que é favorável à limpeza. Observou-se também que o último estágio do colapso da bolha induz uma onda de choque que causa cavitação em todo o canal radicular, o que pode melhorar ainda mais a limpeza das paredes do canal radicular. Além disso, as bolhas estáveis que já estão presentes no canal radicular são impulsionadas pelas alterações de pressão resultantes do crescimento e colapso da bolha induzida pelo laser, podendo assim melhorar localmente o fluxo e a limpeza associada. Os mecanismos exactos de limpeza durante a LAI ou a PIPS não estão totalmente esclarecidos. O crescimento e o colapso das bolhas podem, mais uma vez, ser afectados por irrigantes de superfície ativa, como o NaOCl, que demonstrou produzir mais e menores bolhas do que a água.

Sugestões de procedimentos clínicos

Protocolos de ativação da irrigação

Um protocolo de irrigação de fácil aplicação para a irrigação sónica, ultra-sónica ou LAI é a "Técnica de Lavagem Intermitente" descrita pela primeira vez por Cameron. Primeiro, o irrigante é introduzido no canal radicular através da irrigação com uma seringa. Em seguida, o irrigante é ativado no interior do canal radicular, permitindo a rutura do substrato da parede do canal radicular. Após a ativação, o canal radicular é enxaguado com uma seringa de irrigação, removendo assim o substrato solto da parede do canal radicular.

Outro protocolo inclui um fluxo contínuo do irrigante através ou ao longo da peça de mão ou da fibra para a câmara pulpar. O irrigante tem então de fluir da câmara pulpar ou do canal radicular coronal para o canal radicular apical através da ativação do instrumento, melhorando assim a administração do irrigante no canal radicular (apical). Existem também agulhas (calibre 23-30) no mercado que permitem um fluxo contínuo do irrigante através da agulha no canal radicular durante a ativação (ultra)sónica da agulha. Estas agulhas permitem a administração, refrescamento e ativação do irrigante ao mesmo tempo. Os protocolos de irrigação são mais eficazes quando o canal radicular foi moldado até à lima apical principal, porque existe mais espaço no canal radicular para os efeitos dinâmicos do fluido. No entanto, este facto não implica que os protocolos não possam ser utilizados de outra forma ou que não sejam eficazes durante o tratamento do canal radicular.

Ativação sónica

A irrigação activada por sonda pode ser realizada utilizando peças de mão sónicas que podem acionar instrumentos a frequências sónicas. Tradicionalmente, apenas estão disponíveis limas de corte. Atualmente, existem vários novos sistemas de ativação sónica disponíveis no mercado, como o sistema EndoActivator® ou o Vibringe®.

O sistema EndoActivator permite uma variação da potência e frequência de acionamento e do tamanho das pontas de polímero que não cortam a parede do canal radicular. O fabricante aconselha a introdução do irrigante no canal radicular através da irrigação com seringa depois de criar uma "forma totalmente cónica". O irrigante é ativado durante 3060 s utilizando uma ação de bombagem em cursos curtos de 2-3 mm.

A Vibringe é um sistema de administração de irrigante que utiliza uma agulha com oscilação sónica para administrar o irrigante no canal radicular. A Vibringe pode ser utilizada durante todo o procedimento de tratamento do canal radicular.

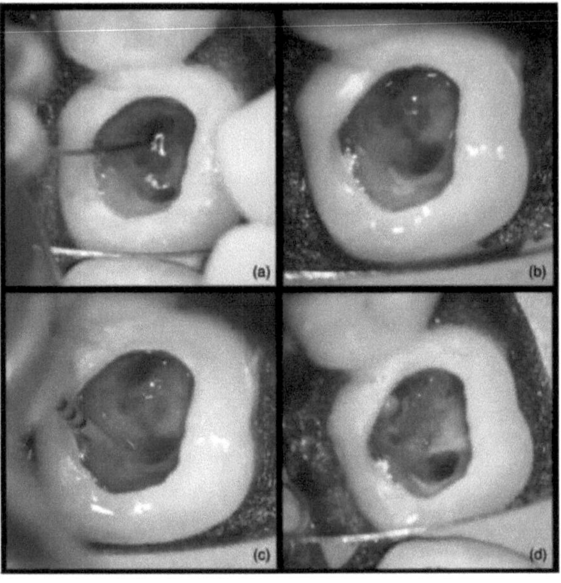

Fig 6.13: (a-d) a e b: canal lavado com NaOCl utilizando uma seringa e uma agulha. c: ativação sónica do NaOCl d: NaOCl após ativação sónica

Ativação por ultra-sons

Para a ativação ultra-sónica, pode ser utilizada a maioria dos dispositivos ultra-sónicos já existentes na clínica, combinados com uma variedade de instrumentos. Por vezes, são necessários mandris especiais ou sistemas de irrigação. Estão disponíveis instrumentos para todos os protocolos de ativação acima mencionados. Podem ser aplicados até 12 mm do comprimento de trabalho (com exceção de algumas das agulhas activadas por ultra-sons) ou no início de uma curvatura forte, de modo a evitar um forte contacto com a parede. Para a "Técnica de lavagem intermitente", uma sequência de três vezes 10 s parece ser favorável para a remoção de resíduos de dentina. Para uma lavagem contínua, aconselha-se 1 min. Para uma eficácia de limpeza óptima das extensões ovais, dos istmos e dos canais laterais cuja posição é conhecida, o instrumento deve ser levado a oscilar em direção a estas áreas, se possível.

Atualmente, aconselha-se a utilização de definições de baixa intensidade da energia ultra-sónica para evitar a fratura dos instrumentos. Normalmente, os instrumentos fracturados saem facilmente do canal radicular. Estão disponíveis instrumentos não cortantes que podem ser utilizados com segurança no canal radicular. Deve ser evitado um forte contacto da lima com as paredes do canal radicular.

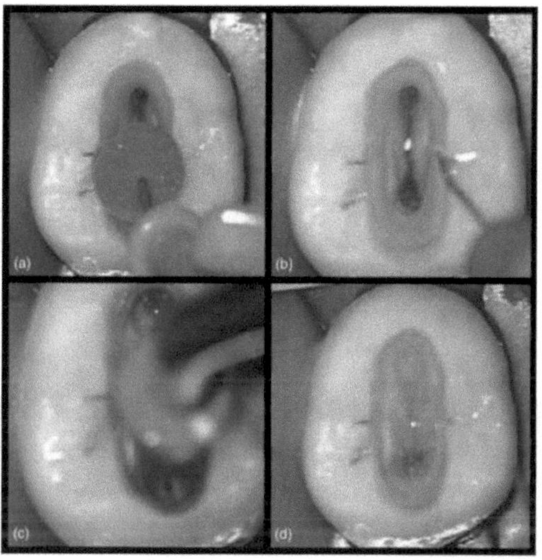

Fig 6.14. (a-d) a e b: canal lavado com NaOCl utilizando uma seringa e uma agulha. c: ativação ultra-sónica do NaOCl d: NaOCl após ativação ultra-sónica

Ativação do laser

Para LAI, estão disponíveis no mercado sistemas laser Er:YAG ou ErCrYSGG. Pode ser utilizada a "Técnica de Flush Intermitente" ou um fluxo contínuo para a câmara pulpar. A fibra laser pode ser inserida 1-2 mm antes do comprimento de trabalho e movida verticalmente dentro do terço apical (24). Também pode ser colocada na câmara pulpar logo acima do orifício do canal radicular. Este último tem sido prescrito para fibras convencionais e para fibras especialmente concebidas (PIPS). Os dispositivos laser disponíveis no mercado permitem uma variação do tamanho e tipo de fibras ópticas, frequências de repetição de impulsos (PRFs), energia de pulsação e comprimento de impulsos. De Groot et al. referiram como configurações óptimas uma combinação de baixa potência (80 mJ) por impulso e uma PRF de 15 Hz. A perda significativa de irrigante da câmara pulpar foi relatada para configurações de energia superiores a 120 mJ por pulso, reduzindo a eficácia do procedimento de irrigação. Para a técnica PIPS, a configuração de energia recomendada é ainda mais baixa: 10 mJ. A fibra PIPS é colocada na abertura coronal do canal radicular após o preenchimento do sistema de canais radiculares e da câmara pulpar com o irrigante. Existe uma grande perda de irrigante durante a ativação; por isso, é necessário um fluxo contínuo de irrigante na câmara pulpar durante a ativação.

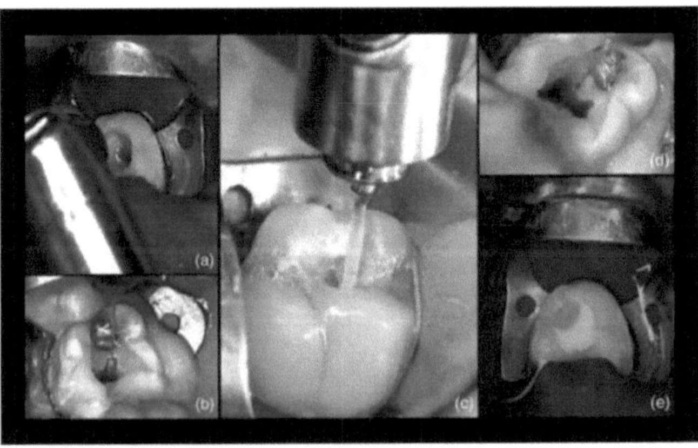

Fig 6.15. (a-e) a - d: colocação da fibra laser (PIPS) na câmara pulpar e: NaOCl após o PIPS.

Efeito dos sistemas de ativação no processo de desinfeção

Em conclusão, a ativação por ultra-sons e por laser contribui positivamente para os aspectos mecânicos e químicos do procedimento de irrigação. No entanto, não se sabe exatamente em que medida isso contribuirá para o procedimento de desinfeção e se isso acabará por melhorar o resultado do tratamento. Ambos os sistemas têm o potencial de romper ou remover o biofilme, mas não se sabe até que ponto podem remover o biofilme da parede do canal radicular e de regiões mais remotas, como extensões ovais, canais laterais e túbulos. Não existem atualmente modelos fiáveis de biofilme endodôntico disponíveis para investigação. A PA é uma doença multifatorial e, portanto, sua cura depende de uma série de aspectos, não apenas da irrigação durante o tratamento endodôntico. A partir de pesquisas clínicas, fica claro que o comprimento e a qualidade da obturação do canal radicular são dois dos poucos fatores de risco que são óbvios. No entanto, a influência do procedimento de irrigação, a anatomia complexa do canal (delta apical e túbulos dentinários), a estrutura do biofilme, o biofilme externo em torno do ápice da raiz no resultado endodôntico não são conhecidos porque faltam dados de ensaios clínicos randomizados (RCTs). Recentemente, foi demonstrado num RCT que um protocolo de irrigação assistida por ultra-sons não resultou num melhor resultado endodôntico significativo em comparação com a irrigação com seringa. Isto pode indicar que precisamos de melhorar ainda mais os aspectos mecânicos e químicos dos procedimentos de irrigação para influenciar o resultado endodôntico ou que outros factores influentes são mais importantes na determinação do resultado endodôntico. São necessários mais RCTs para responder a estas questões.

Pensos entre consultas

O sucesso do tratamento endodôntico baseou-se originalmente na tríade de desbridamento, desinfeção completa e obturação do sistema de canais radiculares, sendo cada um dos aspectos igualmente importante. A instrumentação do canal radicular é geralmente efectuada através da utilização de instrumentos endodônticos e soluções de irrigação em condições asséptica. A preparação quimio-mecânica e a desinfeção completa do canal radicular são a chave para o sucesso da terapia endodôntica.

Os medicamentos intracanais foram considerados um passo essencial para matar as bactérias nos canais radiculares; no entanto, na endodontia moderna, a moldagem e a limpeza podem estar a assumir maior importância do que os medicamentos intracanais como meio de desinfeção dos canais radiculares. Os medicamentos intracanais são geralmente recomendados quando o tratamento não pode ser concluído numa consulta; é possível que as bactérias intracanais sobreviventes proliferem frequentemente entre as consultas.[58] Walton afirmou que "os medicamentos intracanais têm tradicionalmente andado de mãos dadas com a endodontia. São geralmente considerados como parte integrante do tratamento e importantes para o sucesso da terapia de canal."

No entanto, os medicamentos intracanais na endodontia moderna têm uma lógica um pouco diferente. Para reduzir o recrescimento bacteriano e possivelmente até melhorar a supressão bacteriana, um medicamento intracanal pode ser vantajoso e utilizado com sucesso para eliminar a flora bacteriana. A medicação antimicrobiana inter-pontas actua inibindo a proliferação de bactérias e eliminando ainda mais as bactérias sobreviventes, bem como minimizando a entrada de agentes patogénicos através de uma restauração com fugas.[59] Normalmente, no tratamento de dentes com polpa vital, não há necessidade de medicação intracanal. A questão do papel dos medicamentos intracanais torna-se mais relevante, e complexa, no tratamento de casos com necrose pulpar e periodontite apical. Há evidências contundentes na literatura de que a maioria dos canais radiculares contém microrganismos viáveis mesmo após a conclusão do preparo quimio-mecânico. Ao utilizar medicamentos intracanais, pode ser possível obter uma instrumentação mais completa devido ao maior tempo total utilizado para o tratamento.[60] Por outro lado, várias consultas podem também aumentar o risco de complicações assépticas, por exemplo, através de uma obturação temporária com fugas e de uma fraca adesão do paciente.[61] Assim, o significado mais moderno de penso intracanal é o de um bloqueio contra a fuga coronal a partir do espaço entre os materiais de obturação e a parede da cavidade. Com o advento da endodontia de visita única, em que os medicamentos intracanais não são utilizados, existe um ponto de interrogação sobre a eficácia dos medicamentos intracanais. Existem vários relatórios que demonstraram que os resultados clínicos entre a endodontia de visita única e a de visita múltipla são bastante semelhantes. Não há razão para desaconselhar a endodontia de visita única. No entanto, se se optar pela endodontia de visita múltipla, recomenda-se vivamente a utilização de um medicamento intracanal. Portanto, os medicamentos intracanais, que antes eram as "estrelas brilhantes" do protocolo de tratamento endodôntico, parecem ter sido retirados da linha de frente, mas ainda mantêm alguma importância. De acordo com Kawashima *et al.*, o medicamento intracanal é definido como a colocação temporária de medicamentos com boa biocompatibilidade nos canais radiculares com o objetivo de inibir a invasão coronal de bactérias. Apesar das afirmações contraditórias, nenhum medicamento parece ser ideal, e existe uma variabilidade significativa na prática clínica dentária relativamente à sua utilização.

- Um medicamento intracanal ideal deve ser um germicida e fungicida eficaz e ter um efeito antimicrobiano prolongado.
- Deve ser não irritante para os tecidos periapicais em caso de extrusão, permanecer estável sob a forma de solução,

ter baixa tensão superficial, não manchar a estrutura dentária, permanecer ativo na presença de derivados proteicos dos tecidos, sangue e soro, não alterar as actividades fisiológicas dos tecidos hospedeiros, não interferir com a reparação dos tecidos periapicais e induzir a cicatrização e a formação de tecido duro.

- Pode contribuir para reduzir a dor, controlar a reabsorção radicular inflamatória, eliminar os exsudados apicais e não alterar as actividades fisiológicas dos tecidos do hospedeiro.

- Outras propriedades como um prazo de validade razoável, disponibilidade e
a relação custo-eficácia também contribuem para a seleção de um medicamento intracanal adequado.

O hidróxido de cálcio é o medicamento intracanal mais utilizado. O hidróxido de cálcio tem uma forte propriedade alcalina com um pH de 12,5.

Actua dissociando-se em solução aquosa em iões de cálcio e hidroxilo. Algumas das propriedades do hidróxido de cálcio, incluindo a sua atividade antimicrobiana, a capacidade de dissolução de tecidos e o pH elevado, podem ajudar a induzir a reparação de tecidos duros e a inibir a reabsorção, embora nem todas estas propriedades tenham sido comprovadas. Os iões hidroxilo criam radicais livres que podem destruir componentes da parede bacteriana e podem também inibir a replicação do ADN e a atividade celular das bactérias.[62]

O hidróxido de cálcio também foi relatado para dissolver tecidos, e o efeito de dissolução de tecidos do NaOCl é aumentado com o pré-tratamento com hidróxido de cálcio. O hidróxido de cálcio demonstrou ser eficaz na eliminação de bactérias dos canais radiculares, conforme avaliado pela redução das contagens bacterianas e por um aumento das culturas negativas obtidas. Outro estudo relatou os efeitos da instrumentação, do NaOCl, do EDTA e do hidróxido de cálcio na redução das bactérias intracanais e concluiu que o hidróxido de cálcio, em combinação com outros factores, reduziu as bactérias no interior do canal.[63]

Num estudo que examinou a eficácia clínica da preparação quimio-mecânica dos canais radiculares com hipoclorito de sódio e da medicação inter- consultas com hidróxido de cálcio no controlo da infeção dos canais radiculares e na cicatrização de lesões apicais em 1 ano, verificou-se que apenas foram observadas pequenas diferenças na cicatrização apical entre o grupo de uma única consulta, no qual não foi utilizado hidróxido de cálcio, e o grupo de duas consultas, no qual o hidróxido de cálcio foi utilizado como medicação entre consultas.[64] Concluiu-se que existe uma boa eficácia clínica da irrigação com hipoclorito de sódio no controlo da infeção do canal radicular e que o penso de hidróxido de cálcio entre as consultas não demonstrou o efeito esperado na desinfeção do sistema de canais radiculares e no resultado do tratamento, indicando a necessidade de desenvolver pensos inter-pontas mais eficientes.

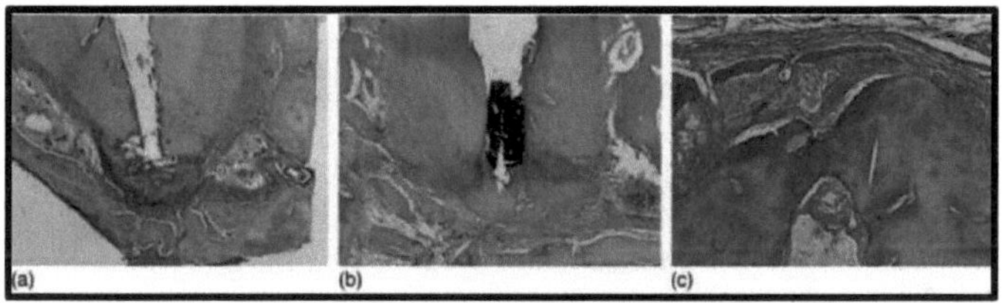

Fig. 6.16. Formação de tecido mineralizado (cementogénese) como resultado do penso e da obturação do canal radicular com hidróxido de cálcio (a, b, c). Esta resposta indica a compatibilidade dos tecidos. Hematoxilina e eosina e Tricrómio de Mallory.

Outros medicamentos, como a pasta Ledermix, têm sido recomendados como medicamentos intracanais de rotina.

A pasta Ledermix tem sido defendida como um penso inicial, particularmente se o doente apresentar sintomas endodônticos. Trata-se de uma pasta de corticosteróides e antibióticos. A pasta

Ledermix contém acetonido de triamcinolona como agente anti-inflamatório, numa concentração de 1%. A pasta Ledermix é um material em pasta solúvel em água, que não provoca a inflamação, para utilização como medicamento para o canal radicular ou como agente de capeamento pulpar direto ou indireto. Estudos demonstraram que a triamcinolona é libertada da pasta Ledermix no canal radicular e pode atingir a circulação sistémica por difusão através dos túbulos dentinários, dos canais laterais e do forame apical.[65] Após as primeiras 24 horas, 30% da triancinolona foi libertada. Ao fim de 14 semanas, os restantes 70% tinham sido libertados. Num estudo recente, os grupos tratados com Ledermix, triamcinolona e demeclociclina tiveram uma cicatrização significativamente mais favorável e mais estrutura radicular remanescente do que o grupo preenchido com guta-percha e selante.[66]

A pasta de antibióticos triplos, composta por metronidazol, ciprofloxacina e minociclina, foi testada pela primeira vez quanto à sua eficácia *in vitro* contra a dentina infetada com *Escherichia coli.*[61] A eficácia da pasta antibiótica tripla (TAP) na eliminação de bactérias foi discutida pela primeira vez por Hoshino *et al.* (1996). A sua eficácia bactericida contra micróbios da dentina cariada e da polpa infetada também foi testada, concluindo-se que a mistura de antibióticos é suficientemente potente para erradicar as bactérias. Foi relatada a eficácia clínica da pasta tripla de antibióticos na desinfeção de dentes imaturos com periodontite apical. O metronidazol (2%) demonstrou ser superior ao hidróxido de cálcio na inibição da *E. faecalis.* No entanto, apesar da sua boa eficácia antibacteriana para eliminar a flora bacteriana intracanal, uma preocupação potencial da utilização de uma pasta antibiótica intracanal é o facto de poder causar resistência bacteriana. Além disso, o uso intracanal de minociclina pode causar descoloração do dente, criando potenciais complicações estéticas. Para ultrapassar esta desvantagem, tem sido defendida a utilização de uma pasta antibiótica dupla que elimina a minociclina. A atividade antibacteriana destes medicamentos está bem descrita, mas pouco se sabe sobre a potencial toxicidade para as células sobreviventes na região periapical. A potencial toxicidade destes medicamentos é uma grande preocupação, uma vez que estão em contacto direto com o tecido periapical. Quando em contacto com o tecido periapical, um medicamento citotóxico pode provocar danos no ADN das células conjuntivas, levando à prevenção e ao retardamento da cicatrização, bem como a outras alterações fenotípicas.[68]

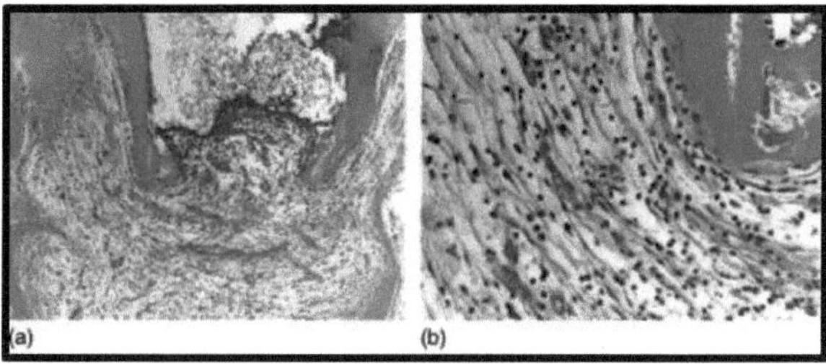

Fig 6.17 Infiltrado celular inflamatório intenso na periodontite apical de dentes imaturos após medicação intracanal com a pasta antibiótica tripla (a, b). Hematoxilina e eosina.

Os halogéneos são também utilizados como penso intracanal sob a forma de cloramina-T, um sal de sódio de N-cloro tosilamida. O iodo, sob a forma de IKI, é uma solução anti-séptica muito eficaz com baixa toxicidade para os tecidos. O IKI é um desinfetante eficaz para a dentina infetada e pode matar as bactérias da dentina infetada em 5 minutos. O IKI liberta vapores com um forte efeito antimicrobiano. A tintura de iodo (5%) provou ser um dos poucos agentes fiáveis para a desinfeção do dique de borracha e das superfícies dentárias durante a preparação de um campo de trabalho endodôntico assético. Os remédios naturais estão cada vez mais presentes no tratamento endodôntico, com agentes como Morinda citrifolia, triphala, curcumina e própolis sendo avaliados como irrigantes e medicamentos intracanais. A curcumina (diferuloilmetano), o principal componente bioativo amarelo da curcuma, tem um amplo espetro de acções biológicas, incluindo actividades antimicrobianas, anti-inflamatórias e antioxidantes. A sua atividade antibacteriana contra *E. faecalis* foi documentada em muitos estudos. Por vezes, até a combinação dos dois medicamentos foi utilizada para verificar um possível efeito aditivo ou sinérgico. Tendo em conta a versatilidade de cada caso e doente, os diferentes materiais têm as suas próprias implicações. Para responder à questão "deve o medicamento intracanal ser utilizado na Endodontia Moderna", é muito importante discutir os medicamentos disponíveis atualmente, para além do hidróxido de cálcio. Existem vários estudos sobre a eficácia destes medicamentos e o seu sucesso no resultado da terapia endodôntica.[69]

Apesar do facto acima mencionado, a colocação de medicamentos intracanais tem sido sempre um tópico de controvérsia na literatura endodôntica. Particularmente em canais radiculares que contêm tecido pulpar vital, uma vez que estes não estão infectados antes da instrumentação, ou em canais contaminados que foram limpos e modelados com a moderna técnica de instrumentação, não necessitam de medicamentos. No entanto, se um canal radicular estiver fortemente infetado antes da instrumentação, é altamente provável que algumas bactérias permaneçam. Nestas circunstâncias, a colocação de um penso intracanal em todo o comprimento do canal é o tratamento de eleição. O penso intracanal também está indicado em dentes com grandes lesões periapicais e nos casos em que é necessário controlar a passagem de exsudados periapicais para o canal. O medicamento intracanal acelera a cicatrização natural da lesão periapical, independentemente do estado bacteriano do canal radicular no momento da colocação do material. O principal objetivo da colocação destes medicamentos é desinfetar o sistema de canais radiculares para receber um material obturador biologicamente aceitável.[70] Nos últimos anos, foram introduzidas várias novas tecnologias para melhorar a eficácia da desinfeção dos canais radiculares. Tem-se dado cada vez mais atenção à utilização do ozono, à desinfeção fotoactivada com laser de baixa energia, à água activada electroquimicamente e à corrente eléctrica. Um dos novos desenvolvimentos mais recentes para a desinfeção dos canais é o dos materiais bioactivos, como o vidro bio (ativo). Experiências recentes com vidro bioativo nanométrico indicaram um excelente efeito antimicrobiano num modelo de dentina humana. Com o advento destas novas tecnologias, a utilização de medicamentos intracanais pode ser ultrapassada, mas não pode ser totalmente eliminada em todos os casos. Pelo contrário, há estudos que não relatam diferenças significativas na cicatrização entre dentes obturados após culturas positivas ou negativas do canal radicular, ou entre tratamentos realizados em uma ou duas consultas com colocação de medicamentos intracanais. No entanto, estes resultados podem ser atribuídos ao facto de "as técnicas de amostragem intracanal sofrerem de deficiências que limitam o seu valor preditivo".[71] Por conseguinte, é importante, da nossa parte, selecionar um caso adequado e um medicamento intracanal adequado para cada paciente individualmente, e é muito prudente compreender que a irrigação e os pensos antibacterianos locais no canal radicular fazem parte de um esforço concertado para controlar as infecções endodônticas. Sozinhos, não podem garantir o sucesso se houver problemas na qualidade de outras partes do tratamento.

Enchimento de raízes

O procedimento de colocação de uma nova obturação radicular pode ser tão exigente como a remoção da antiga. Muitas vezes, a anatomia do canal radicular foi transformada devido ao tratamento, e já não tem uma forma que coincida com as pontas de guta percha fabricadas para se adaptarem a um sistema de lima específico. O tamanho apical será frequentemente maior e a conicidade maior. A técnica de obturação radicular a ser utilizada precisa de encontrar estas propriedades. Não existem provas que sugiram que um determinado método ou material resulte sistematicamente num melhor resultado do que qualquer outro. No entanto, a variedade de situações desafia o clínico a adaptar a sua tecnologia às várias condições que prevalecem em cada caso individual. A chave para o sucesso é, normalmente, preencher primeiro a parte apical e, numa segunda fase, preencher a parte coronal do canal radicular. A parte apical é preferencialmente preenchida com um ponto mestre que se correlaciona, tanto quanto possível, com a forma do canal nos 45 mm apicais do comprimento de trabalho e o resto do canal radicular com uma técnica de gutapercha quente. Se o canal radicular tiver sido recuado e alargado para uma forma que corresponda a um determinado instrumento num determinado sistema de instrumentação, o canal é mais facilmente preenchido com a guta-percha correspondente. Foi demonstrado que uma obturação radicular com uma fina camada de selante proporciona as melhores propriedades no que diz respeito a fugas. Após a obturação radicular, é por vezes recomendada a colocação de uma obturação bacteriana estanque de 2-3 mm na parte coronal do canal radicular. Isto destina-se a evitar a fuga coronal.[72] Não existem estudos clínicos que apoiem esta recomendação. Além disso, Ricucci et al. puderam demonstrar que os dentes que tinham sido tratados endodonticamente de forma óptima e que apresentavam obturações radiculares de boa qualidade não apresentavam patologias apicais quando expostos à cavidade oral durante um longo período de tempo. Após a realização da obturação radicular, deve ocorrer a ressaturação da parte coronal. A possibilidade de uma boa ressaturação coronal após o tratamento endodôntico deve ser sempre tida em consideração quando se faz o planeamento do tratamento.

Acompanhamento

Uma das melhores formas de saber se a sua estratégia foi bem sucedida é fazer o seu próprio acompanhamento. Deste modo, fica a saber quais os desafios que tem de ultrapassar e o que tem de ter em conta no planeamento do tratamento. No entanto, o acompanhamento deve ser efectuado de forma sistemática e durante um período de tempo mais longo, de modo a não tirar conclusões precipitadas ou permitir que acontecimentos individuais raros distorçam os resultados globais. O acompanhamento do tratamento endodôntico leva tempo. A forma de saber se um tratamento de uma periodontite apical foi bem sucedido é seguir o tamanho da destruição periapical numa radiografia. O tempo entre o tratamento e o acompanhamento deve ser tão longo quanto as alterações periapicais são susceptíveis de serem observadas. Por conseguinte, é frequentemente recomendado um primeiro período de acompanhamento de 12 meses. O acompanhamento inclui um relatório anamnésico de sintomas subjectivos e objectivos e radiografias. As radiografias devem imitar as radiografias pré-operatórias, o que proporciona a melhor oportunidade de seguir as alterações na área periapical. Strindberg, na sua tese de 1956, demonstrou que a maior parte das lesões periapicais que diminuíam de tamanho ao fim de um ano estavam normalmente curadas ao fim de quatro anos. No entanto, para poder confirmar a cicatrização completa, são necessários períodos de acompanhamento que, por vezes, têm de ser alargados à duração de toda uma carreira profissional (Fristad et al.)

RETRATAMENTO CIRÚRGICO

Ao longo dos anos, a cirurgia endodôntica tem beneficiado grandemente de um desenvolvimento tecnológico contínuo. Com a utilização hábil do microscópio operatório, da técnica de ultra-sons e dos materiais de obturação da extremidade radicular, como o MTA, a manutenção dos dentes após os procedimentos cirúrgicos endodônticos tornou-se previsível e a taxa de sucesso melhorou.

As indicações para o retratamento cirúrgico deixaram de ser consideradas o último recurso e passaram a ser uma alternativa viável ao retratamento ortógrado na maioria dos casos.[73]

Os principais objectivos de qualquer procedimento de retratamento endodôntico são a sobrevivência a longo prazo de um dente assintomático e a cicatrização do peri

tecidos apicais. Utilizando uma abordagem de retratamento cirúrgico, isto é conseguido através da redução da carga bacteriana e da prevenção da fuga de bactérias do sistema de canais radiculares para os tecidos perirradiculares. A técnica moderna de cirurgia endodôntica tem o potencial de erradicar eficazmente as causas da patologia apical persistente com pouco desconforto pós-operatório.

As vantagens de uma abordagem cirúrgica em vez de não cirúrgica para a periodontite apical persistente em dentes obturados incluem

- Preservação da estrutura dentária coronal.
- Não há necessidade de perfurar ou remover restaurações protéticas.
- A raiz e os tecidos circundantes são diretamente visualizados para diagnóstico e intervenções.
- Pode ser efectuada uma biopsia do tecido patológico, que será enviada para exame histológico.

No entanto, existem também algumas desvantagens óbvias:

- Falta de controlo de possíveis fugas coronárias e lesões de cárie sob as restaurações
- Acesso limitado a todo o comprimento do canal radicular

• Possibilidade limitada de utilizar métodos de desinfeção química.[74]

Indicações

A. **Necessidade de drenagem**
   1. Eliminação de materiais tóxicos
   2. Alívio da dor
B. **Insucesso pós-operatório da terapia convencional**
   1. Enchimento manifestamente inadequado
   2. Enchimento aparentemente adequado
   3. Desconforto pós-operatório persistente
C. **Falha previsível com a terapia convencional**
   1. Ápice alargado
   2. Extremidade da raiz severamente curvada
   3. Reabsorção interna, externa ou apical
   4. Fracturas no terço apical
   5. Infeção persistente
   6. Supuração ou exsudação persistente
   7. Previsão de abcesso agudo
   8. Cisto apical
D. **Impraticabilidade da terapia convencional**
   1. Coroa de jaqueta de porcelana
   2. Fixação de prótese parcial fixa
   3. Coroa de retenção de cavilhas
   4. Calcificação excessiva
   5. Lesão periodontal associada
E. **Acidentes processuais**
   1. Fragmentação de instrumentos
   2. Perfuração
   3. Sobreinstrumentação
   4. Enchimento excessivo Cada indicação requer uma explicação.

Contra-indicações

A. Cirurgia indiscriminada

Ou seja, a cirurgia não deve ser um recurso para todos os casos endodônticos ou um disfarce para a falta de habilidade em técnicas endodônticas não cirúrgicas. Ela não é indicada, exceto como descrito anteriormente, simplesmente porque uma lesão periapical está presente. Não é necessariamente indicado porque uma lesão grande está presente ou porque o operador acredita que uma lesão pode se tornar cística.

B. Contra-indicações para a saúde

Além disso, o tratamento cirúrgico não é recomendado como um procedimento de rotina para o paciente altamente emocional ou extremamente apreensivo. Se a cirurgia periapical for absolutamente indicada para essas pessoas, deve ser utilizada medicação pré-cirúrgica com um atarractico ou hipnótico. Além da saúde mental do paciente, deve-se considerar também a sua saúde física. As questões pré-cirúrgicas são as seguintes:

- O doente é muito novo ou muito velho? Não que os doentes nos extremos de idade não se curem, mas devemos ter em conta que a intervenção cirúrgica pode ser emocionalmente traumática.
- O doente sofre de uma doença debilitante ou terminal?
- Se a cirurgia for electiva, geralmente não precisa de ser feita.
- A paciente está grávida no primeiro ou no último trimestre? Muitas vezes, o procedimento pode ser adiado até ao segundo trimestre mais seguro ou até ao final da gravidez.

- O doente tem doença cardíaca? Se for possível, é preferível um tratamento não cirúrgico. Caso contrário, deve ter-se em conta que a extração pode ser mais traumática do que a cirurgia periapical.

C. Contra-indicações anatómicas

Existem também algumas considerações anatómicas:

- inacessibilidade cirúrgica
- comprimento curto da raiz
- apoio ósseo deficiente
- falta de osso cortical.

A inacessibilidade da extremidade da raiz é uma contraindicação definitiva para a endodontia cirúrgica. Os segundos e terceiros molares, as raízes palatinas e os pré-molares mandibulares na região do forame mentoniano encontram-se em áreas de difícil acesso cirúrgico. O tratamento cirúrgico não é certamente contraindicado nessas regiões, mas hesita-se em utilizar a abordagem cirúrgica por eleição.

O comprimento curto da raiz impede a apicoectomia se a relação coroa/raiz se tornar tão desproporcionada que limite o futuro útil do dente. No entanto, a apico- curetagem não é contra-indicada. Um suporte ósseo deficiente, resultado de doença periodontal avançada, pode muito bem dissuadir a cirurgia endodôntica. Isso não quer dizer que os dentes que perderam grande parte do seu suporte ósseo devido a uma lesão periapical que se espalhou lateralmente não devam ser tratados cirurgicamente. Estes casos podem necessitar de terapia cirúrgica endodôntica, e o suporte ósseo final desenvolver-se-á até um nível normal. A falta de osso cortical é um problema considerável para o endodontista, bem como para o ortodontista e o periodontista. O ortodontista tem sido acusado há muito tempo de produzir uma fenestração ou deiscência radicular na região do incisivo inferior, um processo que os ortodontistas chamam de "descolamento gengival". [49]O periodontista que lida com essa lesão descobriu que a tentativa de reparar uma área deiscente frequentemente cria outra próxima. A pista para o desenvolvimento desta aberração está na placa cortical vestibular ausente ou muito fina. Qualquer intervenção cirúrgica pode resultar em fenestração. Quando a placa cortical está ausente, a gengiva não se fixa diretamente na superfície da raiz. Uma intervenção cirúrgica adicional ou o desenvolvimento de inflamação gengival pode fazer com que a fenestração se torne numa deiscência irreparável.[75]

Considerações técnicas

É geralmente aceite que a cicatrização do tecido peri-radicular após o tratamento endodôntico ortógrado está positivamente correlacionada com a qualidade técnica da obturação radicular e da restauração coronal. Antes de avaliar os aspectos técnicos da atual obturação radicular, é de grande importância avaliar a qualidade da restauração coronal.

Se a qualidade for má (restaurações com excesso ou falta de extensão) ou se estiverem presentes lesões cariosas secundárias, isto pode sugerir que a origem da doença persistente tem origem na fuga coronal.

Se assim for, o retratamento não cirúrgico, incluindo a substituição da restauração, parece ser obrigatório para cumprir os objectivos do retratamento.

No entanto, em muitas situações, a restauração coronal é considerada funcional e sem grandes defeitos, mas a qualidade da obturação radicular é fraca.

Consequentemente, é razoável assumir que a origem da falha provém de uma infeção persistente no sistema de canais radiculares.

Um pré-requisito básico para um resultado bem sucedido é o acesso preciso ao local da infeção. Deste ponto de vista, o retratamento não cirúrgico proporciona geralmente uma melhor acessibilidade para tratar e reencher todo o sistema de canais radiculares.

Consequentemente, a seleção desta opção parece atraente, especialmente quando o clínico considera que a qualidade do selo pode ser substancialmente melhorada.

No entanto, a remoção de uma restauração existente para uma melhor acessibilidade para um retratamento ortógrado pode implicar grandes diferenças em termos de custos, dificuldades técnicas e riscos de induzir complicações.

Mesmo que os riscos de complicações técnicas e de indução de fracturas radiculares pareçam pequenos aquando da remoção de pinos, com base nos dados limitados disponíveis na literatura, a decisão deve basear-se nas dimensões da raiz e do pino, no tipo de pino e na técnica de remoção.[76]

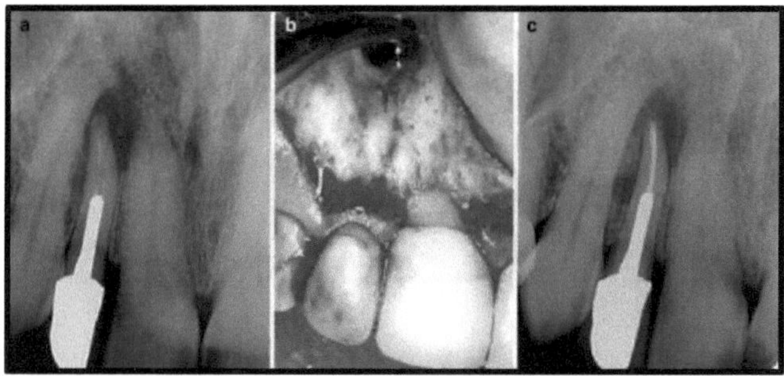

Fig. 7.1 (a) Radiografia de um incisivo lateral superior com um pilar longo e paralelo, mostrando uma obturação incompleta do canal radicular e uma radiolucência periapical. As opções de tratamento endodôntico podem ser o retratamento convencional após a remoção da coroa e do pilar ou o retratamento cirúrgico. Considerando a relativa estreiteza da raiz em relação ao tamanho do pilar e o possível risco de induzir fracturas radiculares, o retratamento cirúrgico é considerado como a primeira escolha de tratamento. (b) A instrumentação retrógrada do canal foi efectuada com limas manuais mantidas num hemostato. Para manter a curvatura do canal, as limas flexíveis podem ser uma alternativa melhor do que as pontas ultra-sónicas rígidas quando são necessárias instrumentações mais longas. (c) Radiografia pós-operatória com uma obturação retrógrada ao nível do pilar

No caso de a preparação de acesso ser efectuada através da coroa artificial, pode influenciar a retenção e provocar o afrouxamento da coroa cimentada, resultando numa situação em que a coroa e/ou a ponte têm de ser substituídas. As obturações radiculares incompletas devem, tanto quanto possível, ser tratadas com retratamento ortógrado. Por outro lado, independentemente da qualidade do tratamento anterior, o retratamento cirúrgico é considerado a primeira escolha quando o retratamento ortógrado não conseguiu controlar a infeção ou não pode ser efectuado devido a canais bloqueados causados por calcificações distróficas e erros iatrogénicos, tais como saliências, instrumentos partidos e presença de pino.

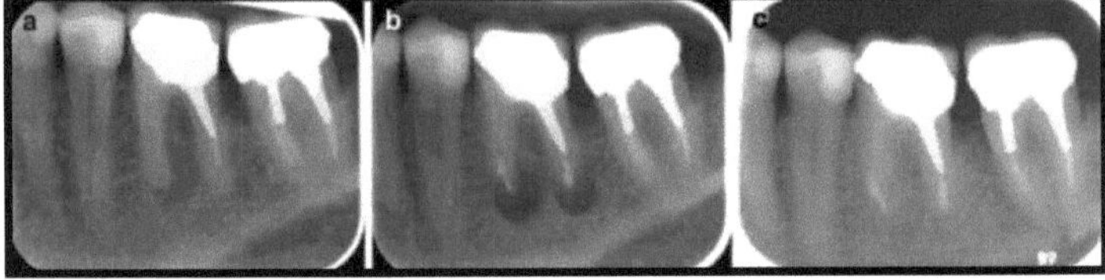

Fig. 7.2 (a) Um primeiro molar inferior esquerdo com uma obturação radicular incompleta e radiolucências periapicais em ambas as raízes. O retratamento cirúrgico foi efectuado como alternativa ao retratamento convencional. Pode suspeitar-se de uma raiz mesial parcial ou completamente obliterada a partir da radiografia, o que pode ser um desafio para o tratamento. O paciente estava desejoso de manter a coroa e o pilar para reduzir os custos. (b) Uma radiografia pós-operatória com um preparo retrógrado limitado e obturação na raiz mesial. (c) Cinco anos após a cirurgia, o paciente desenvolveu dor na área. A radiografia mostrava uma boa cicatrização óssea no primeiro molar, mas o segundo molar tinha desenvolvido uma lesão óssea perirradicular que se verificou ter origem numa fratura da raiz.

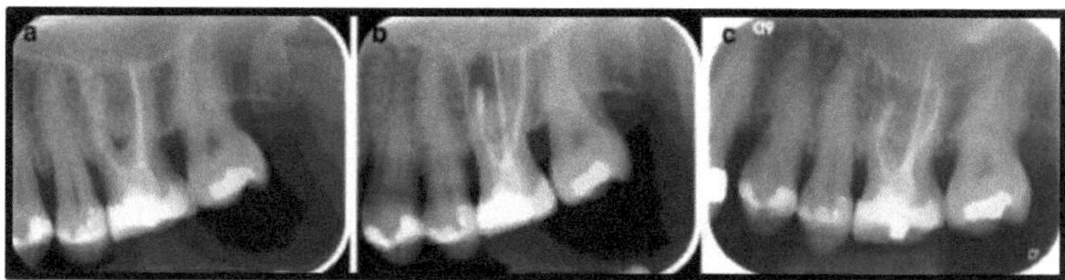

Fig. 7.3. (a) Radiografia do primeiro molar superior esquerdo com um instrumento fracturado na raiz mesiovestibular diagnosticado com periodontite apical sintomática. Devido às dificuldades de remoção do instrumento sem grandes riscos de complicações quando localizado no terço apical da raiz com uma curvatura radicular, foi efectuado o retratamento cirúrgico. (b) Pós-operatório imediato. (c) Acompanhamento de 1 ano.

Considerações biológicas

Do ponto de vista microbiano, o retratamento cirúrgico está indicado quando se suspeita de uma infeção persistente que resiste ao efeito de um tratamento impecável do canal radicular. Embora as infecções persistentes se localizem principalmente no sistema de canais radiculares, os microrganismos podem estabelecer uma infeção extra-radicular formada como um biofilme na superfície da raiz adjacente ao ápice radicular e até colonizar o tecido periapical. No entanto, não se sabe bem até que ponto uma infeção extrarradicular pode persistir sem a infeção intrarradicular como reservatório, pelo que um retratamento cirúrgico deve centrar-se no tratamento de todos os possíveis locais de infeção.

A maioria das lesões periapicais pode ser classificada como granulomas dentários, quistos radiculares e abcessos.[77,78]

As lesões periapicais não podem ser diferenciadas apenas com base nas observações radiográficas. No entanto, foi demonstrada uma correlação entre o tamanho da lesão radiográfica e a probabilidade de lesões quísticas.

Com base em critérios histológicos, foram definidas duas categorias diferentes de quistos:

- Cisto verdadeiro que tem um lúmen completamente

fechado e, por conseguinte, não tem ligação direta ao canal radicular

o quistos de bolsa que têm uma ligação aberta ao canal radicular.[79]

O quisto verdadeiro, diferente dos quistos de bolsa, pode, portanto, ser autoperpetuante e não cicatrizar se não for tratado cirurgicamente. O material de corpo estranho pode ser acidentalmente deslocado para o tecido periapical durante o tratamento endodôntico.

A presença de um corpo estranho nos tecidos periapicais pode causar o insucesso endodôntico ao desencadear uma resposta inflamatória e uma subsequente reação de corpo estranho, que pode ser tratada com sucesso através do retratamento cirúrgico. [80]

Uma bolsa local profunda é geralmente um fator agravante para o prognóstico. Os diagnósticos provisórios são fistulação periodontal, fratura radicular ou uma lesão endo-perio causada por doença periodontal primária ou secundária. As vantagens de uma abordagem cirúrgica são as possibilidades de explorar a raiz e avaliar eventuais fracturas e complementar, se necessário, com um tratamento periodontal. Com uma extensa perda de inserção marginal em dentes periodontalmente comprometidos, as possibilidades de efetuar um tratamento cirúrgico podem ser limitadas.

A osteotomia para ressecção apical reduz a largura longitudinal do osso vestibular, o que aumenta o risco de comunicação endo-perio. Além disso, com a abordagem cirúrgica, a parte apical da raiz é ressecada e a relação coroa/raiz do dente pode ser desfavorável para o prognóstico protético. A avaliação da mobilidade do dente no pré-operatório e as forças de mordida podem ser cruciais para as possibilidades de tratamento.

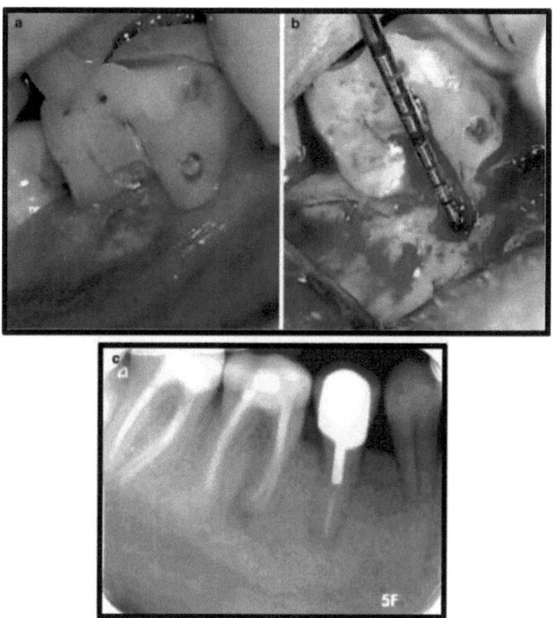

Fig. 7.4 (a) Primeiro molar inferior direito com uma patologia persistente após retratamento ortógrado. (b) Adjacente à fístula, foi sondada uma bolsa local até ao ápice. Não foi encontrada qualquer fratura radicular após a exploração. (c) A radiografia mostra uma radiolucência peri-radicular na raiz mesial. A raiz mesial foi tratada cirurgicamente com um

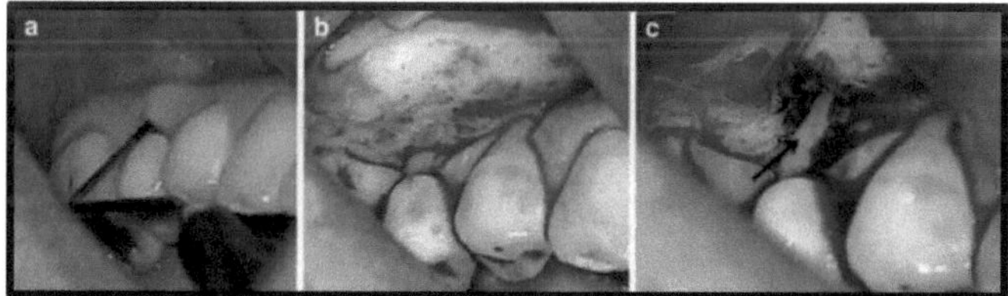

Fig. 7.5 (a) Segundo pré-molar superior direito com uma bolsa profunda localizada a nível bucal. (b) Foi feita uma exploração para inspecionar a superfície da raiz. (c) Foi encontrada uma linha de

fratura vertical após a remoção do tecido mole e coloração com azul de metileno.

Considerações anatómicas

Uma avaliação pré-operatória da acessibilidade do local da infeção é fundamental para o êxito do procedimento.

É obrigatória uma avaliação cuidadosa de duas ou mais radiografias periapicais expostas em diferentes angulações.

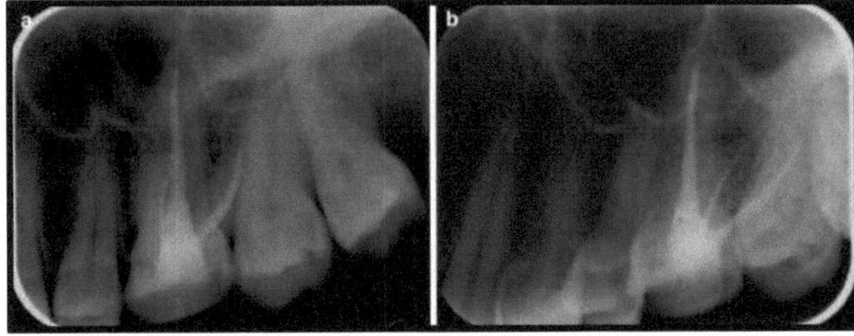

Fig. 7.6 (a) As radiografias mostram uma radiolucência periapical e um instrumento fracturado no terço apical da raiz mesiovestibular. (b) Com uma radiografia excêntrica mesial, o canal cheio de raiz na raiz mesiovestibular desloca-se das radiografias, não centralizado no canal, indicando um segundo canal não tratado.

Em certos casos, a tomografia computorizada é um bom complemento para o planeamento e a execução do tratamento.

A maioria das raízes é acessível para tratamento cirúrgico. No maxilar inferior, a proximidade com o nervo mandibular e/ou um osso cortical espesso vestibular ao dente pode limitar a acessibilidade.

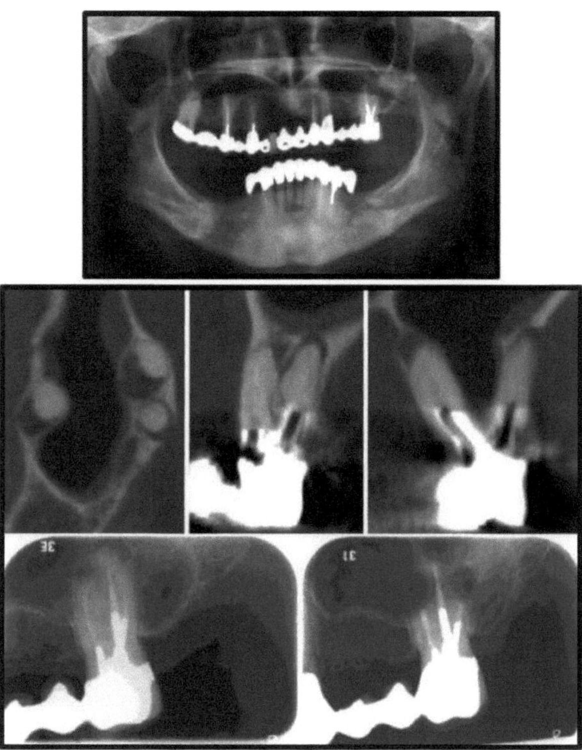

Fig 7.7 Ortopantomograma mostrando um paciente com necessidade de tratamento protético fixo extensivo. A avaliação da adequação do maxilar superior para a instalação de implantes revelou condições ósseas deficientes. Os exames radiográficos mostram radiolucências periapicais em vários dentes. Treze e vinte e seis dentes foram restaurados com pilares que funcionam bem e não está planeada a sua remoção. Foi planeado um retratamento cirúrgico. Uma TCFC em vista axial, frontal e sagital e uma radiografia periapical do primeiro molar superior esquerdo mostram radiolucências periapicais à volta de todas as raízes. Entre as raízes existe um recesso sinusal. Apenas um pequeno inchaço pode ser visto na mucosa do seio. A radiografia pós-operatória mostra as obturações retrógradas efectuadas por uma

entrada bucal.

Nestes casos, recomenda-se um exame radiográfico pré-operatório alargado com tomografia computorizada de feixe cónico (CBCT). A raiz palatina pode ser tratada por uma entrada vestibular ou palatina. A relação com o seio maxilar e as indicações para o tratamento das raízes vestibulares são cruciais para a decisão. Uma entrada palatina é tecnicamente exigente, não menos importante, dependendo da dificuldade em levantar o retalho e obter uma boa visão.

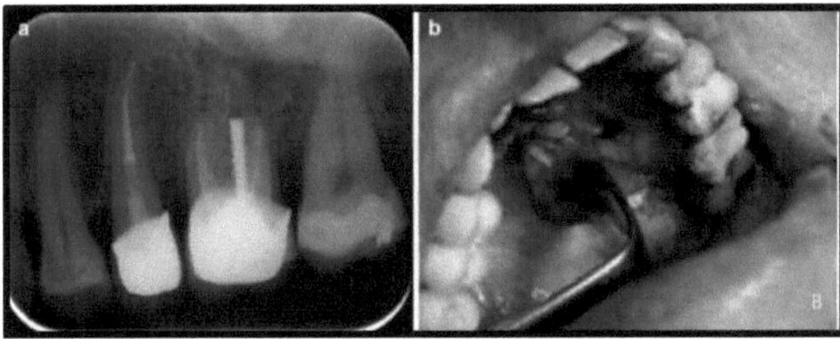

Fig. 7.8 (a) Primeiro molar superior esquerdo com uma radiolucência apical relacionada com a raiz palatina, de acordo com a radiografia intra-oral. Devido ao pilar longo e a uma coroa que funciona bem, foi planeado um retratamento cirúrgico. (b) Mostrando o retalho palatino e a fenestração da tábua óssea palatina.

Nos casos em que a acessibilidade à raiz palatina é limitada cirurgicamente, especialmente no caso dos segundos molares superiores, pode ser considerada uma intervenção combinada com um tratamento ortógrado convencional da raiz palatina. A localização da lesão, a anatomia da raiz, as relações das raízes e a relação com as estruturas anatómicas vizinhas e os achados que indicam canais não tratados são de especial interesse para o planeamento do tratamento. Mais uma vez, a CBCT é uma ferramenta poderosa que pode ajudar quando é necessária uma imagem tridimensional mais exacta do dente e do tecido periapical. Para apoiar o clínico no planeamento pré-operatório, foi apresentado um guia com diferentes categorias de complexidade das lesões, em que as categorias mais graves são exigentes e podem necessitar de determinadas competências, técnicas e equipamento cirúrgicos.

A localização da raiz no processo alveolar e o possível envolvimento de estruturas neurovasculares podem dificultar as oportunidades de acesso. As lesões nervosas e a alteração da sensibilidade são, no entanto, raramente registadas após o retratamento cirúrgico. Pode ocorrer como efeito de um nervo traumatizado durante a cirurgia ou após a administração de anestesia local, ou indiretamente causado por uma inflamação pós-operatória quando se realiza o tratamento na proximidade de nervos principais. O risco de lesão do nervo alveolar inferior está relacionado com o tratamento dos segundos molares e pré-molares, mas também, em certa medida, dos primeiros molares. O tratamento cirúrgico em dentes com o ápice ou uma lesão periapical em estreita ligação com o seio maxilar deve ser efectuado com precaução.

A remoção do tecido infetado deve ser efectuada com cuidado, de modo a evitar a perfuração da membrana do seio. Por vezes, a membrana é rompida devido à reação inflamatória. Nestes casos, é necessário prestar especial atenção para não introduzir material infetado ou deixar cair inadvertidamente instrumentos no seio. Isto pode ser evitado tapando o seio com gaze. Uma lavagem final completa com soro fisiológico é importante para garantir a remoção do material infetado no seio. As lesões mais extensas que tenham destruído as placas ósseas corticais com uma lesão de atravessamento podem terminar com uma cicatrização óssea incompleta com crescimento de tecido fibroso (tecido cicatricial)[81]

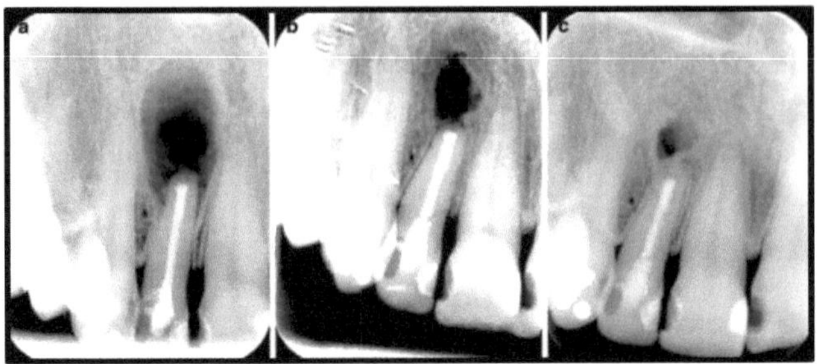

Fig 7.9 Sequência de cicatrização após o retratamento cirúrgico do dente 12. (a) Pós-operatório imediato (b) Acompanhamento de 1 ano com redução do defeito no osso. (c) Um acompanhamento de 4 anos mostrando uma caraterística de cicatrização incompleta do tecido com ligamento periodontal contínuo

Uma situação que pode ser a única indicação para a qual uma técnica de regeneração tecidular guiada pode ser indicada. Com lesões maiores, outras estruturas teciduais distantes do dente podem estar envolvidas, o que pode complicar o tratamento e certas precauções devem ser tomadas. Mais dentes podem estar necrosados e envolvidos no processo, pelo que a vitalidade dos dentes vizinhos tem de ser avaliada antes da cirurgia. Devido à cirurgia e à curetagem dos tecidos moles, os dentes não envolvidos no processo podem ficar desvitalizados devido ao tratamento. A avaliação radiográfica do tamanho e da localização da lesão óssea pode dar uma indicação da localização da infeção na raiz. Uma questão importante é saber se os canais laterais ou os canais não tratados podem estar envolvidos e se estes são acessíveis para

tratamento durante a cirurgia. Além disso, qualquer reabsorção radicular inflamatória externa que possa ter ocorrido também deve ser localizada e considerada como uma potencial saída de infeção intracanal durante o tratamento da raiz. Mesmo que a impressão das radiografias intra-orais seja de que o dente tem canais radiculares separados, os estudos anatómicos mostraram uma grande variedade na morfologia e complexidade do sistema de canais. Os canais podem ramificar-se, dividir-se e juntar-se novamente, terminar em ramificações apicais e ter canais acessórios e raízes com mais de um canal com istmos. Todos estes locais anatómicos podem funcionar como um reservatório bacteriano e são cruciais para um tratamento adequado. [82]

Quando existe pouco tecido ósseo de suporte, o retratamento cirúrgico pode ser contraindicado devido ao prognóstico duvidoso. Os dentes com lesões endodônticas-periodontais podem existir separadamente e mais tarde unir-se numa lesão combinada, ou pode ser primariamente endodôntica ou periodontal com um envolvimento secundário da outra.

Devido ao risco de crescimento de um epitélio juncional longo e subsequente impedimento de uma cicatrização favorável com osso e reinserção, o resultado é comprometido. Em casos com pilares longos, especialmente em metal, deixar um espaço limitado no canal pode influenciar as possibilidades de efetuar uma obturação retrógrada suficientemente profunda para um selamento adequado, pelo que se devem considerar técnicas alternativas. Esta também pode ser a situação em caso de perfuração do pilar com possibilidades limitadas de criar uma preparação da cavidade.

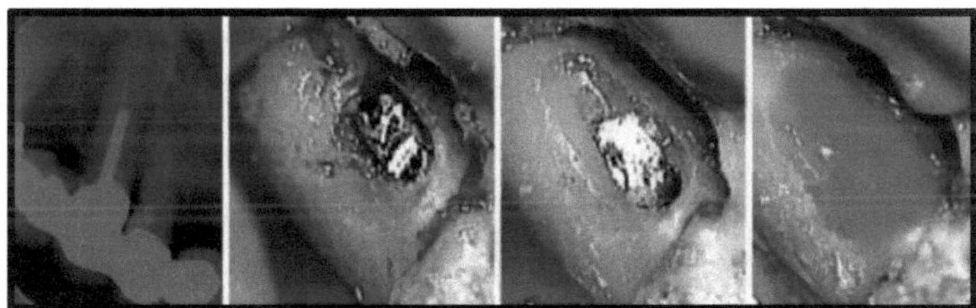

Fig. 7.10 Canino superior direito com um pilar longo e radiolucência justa-radicular e periapical. Uma exploração mostra uma perfuração do pilar vestibular. A perfuração foi coberta por um compósito com um agente de ligação à dentina após a perfuração de uma pequena cavidade.

Gestão de tecidos moles

Para aceder à raiz, a cirurgia começa com uma incisão e a elevação de um retalho de espessura total. Isto significa um retalho de tecido mole, que inclui os tecidos gengivais e mucosos, bem como o periósteo. Na literatura, foram propostos muitos desenhos de retalhos diferentes. O objetivo é proporcionar uma boa acessibilidade e visualização sem traumatizar desnecessariamente os tecidos moles, a fim de promover uma cicatrização previsível do tecido gengival. O desenho do retalho deve ser cuidadosamente planeado com antecedência e tem de ser adaptado a cada indivíduo e a cada caso. Para poder mobilizar o retalho, podem ser selecionados vários modos de incisão, incluindo incisões horizontais e incisões de libertação vertical. A incisão horizontal pode seguir e incluir a papila ou cortar a base da papila. As incisões horizontais mais frequentes são sulculares com ou sem envolvimento da papila ou submarginais na gengiva anexa com uma ou duas incisões de libertação verticais. As incisões de libertação são efectuadas paralelamente ao eixo do dente e aos vasos sanguíneos subperiosteais, a fim de minimizar o número de vasos sanguíneos cortados. Na zona estética com coroas artificiais, devem ser tomadas precauções para reduzir o risco de recessão da gengiva. A fim de minimizar o risco, é frequentemente recomendada uma incisão submarginal.

No entanto, se as condições anatómicas não forem favoráveis ou se a cirurgia não for bem executada, essa incisão pode ter efeitos devastadores no resultado estético; é por isso que esta técnica deve ser utilizada com precaução. O biótipo da gengiva pode prever o risco de recessão. Uma papila espessa e larga em comparação com uma papila fina e estreita tem mais probabilidades de cicatrizar sem recessão. Factores importantes para o processo de cicatrização são também uma gengiva saudável e o nível do osso marginal que suporta o tecido mole durante o processo de cicatrização.[83]

Ressecção da raiz e tratamento retrógrado

A ressecção da raiz é efectuada para eliminar ramificações infectadas, canais laterais e dentina contaminada. Além disso, a ressecção da raiz permite uma melhor visão geral da anatomia do canal e a inspeção da superfície da raiz ressecada para detetar istmos ou microfracturas.

Em geral, considera-se que uma ressecção radicular de 3 mm apicalmente é suficiente para remover a maioria das ramificações e canais laterais infectados. É realizada de forma óptima num ângulo de 90° em relação ao eixo longo da raiz para minimizar qualquer fuga que possa ocorrer através dos túbulos dentinários cortados.[84]

O objetivo da preparação da extremidade da raiz é remover material infetado e material de obturação intra-canal suficiente para poder selar o sistema de canais radiculares com uma obturação retrógrada.

A preparação ideal da extremidade da raiz pode ser definida como uma cavidade com uma profundidade mínima de 3 mm, com paredes paralelas e coincidentes com o contorno anatómico do espaço do canal radicular.

Os instrumentos mais recentes foram concebidos para preparar até 9 mm em canais não tratados ou canais com obturações radiculares de má qualidade.

Em casos com acesso limitado e necessidade de instrumentação retrógrada alargada, podem ser utilizadas limas manuais fixadas num hemostato como alternativa.[85]

O objetivo do material de obturação retrógrado é preencher o espaço apical do canal e obter uma vedação hermética e enterrar os microrganismos em áreas não acessíveis.

Foram sugeridos vários materiais para a obturação da extremidade radicular, incluindo guta-percha, IRM, Super EBA e resinas modificadas ligadas à dentina. [86]

Atualmente, o agregado de trióxido mineral (MTA) é considerado o padrão de ouro para os materiais de obturação das extremidades radiculares. No entanto, está a surgir uma tendência para a utilização de outros materiais biocerâmicos.

O MTA é um material muito adequado para a obturação de extremidades radiculares devido à sua boa biocompatibilidade, capacidades osteo e cemento-indutoras e propriedades antibacterianas e de selagem.

Os inconvenientes são o longo tempo de presa e as dificuldades de manuseamento.

As cavidades retrógradas da extremidade da raiz são preparadas por pontas ultra-sónicas em orifícios de canal expostos que tenham pelo menos 3 mm para proporcionar uma espessura e selagem satisfatórias com MTA.[87]

Complicações do retratamento cirúrgico

Como em todos os procedimentos cirúrgicos, existe um risco de complicações operatórias e pós-operatórias.

No entanto, estas devem ser invulgares, desde que sejam tomadas as devidas precauções. Estas incluem evitar lavagens desnecessárias e aumentar a tensão arterial, nomeadamente através de exercício físico.

a) **Hemorragia**

A hemorragia deve ser controlada no momento da operação. A hemorragia dos tecidos moles é controlada por agentes hemostáticos administrados através do anestésico local e com suturas. A hemorragia na cripta óssea também é afetada pelo vasoconstritor presente no agente anestésico local e pelos agentes aplicados topicamente. Estes últimos devem ser removidos da cripta antes do encerramento do local da cirurgia.

b) **Dor**

A dor pós-operatória é pouco frequente mas, quando presente, é controlada, em quase todos os casos, por analgésicos sistémicos não narcóticos (Seymour et al 1996, Ahmad et al 1997, Mehlisch et al 1990).

c) **Equimose**

Os doentes devem ser informados de que podem ocorrer nódoas negras, que são autolimitadas e que, normalmente, desaparecem no prazo de duas semanas após a cirurgia

d) **Infeção**

A infeção dos tecidos moles pode resultar em hemorragia secundária, celulite ou formação de abcessos locais. A melhor forma de a evitar é a utilização de elixires de clorexidina imediatamente antes e depois da cirurgia. Quando estão presentes sinais de envolvimento sistémico com pirexia e linfadenopatia regional, devem ser prescritos antimicrobianos. (Freedman & Horowitz 1999)

RESULTADO DO RETRATAMENTO

Em dentes com doença pós-tratamento, a taxa de sucesso do retratamento, conforme revelado por estudos bem controlados, varia entre 62% e 84%.

A taxa de sucesso aproximadamente 10-20% inferior do retratamento em comparação com o tratamento inicial está muito provavelmente relacionada com o seguinte: incapacidade de remover completamente a obturação anterior ou de corrigir erros anteriores, o que pode limitar o acesso a bactérias residuais; dificuldades em atingir bactérias persistentes localizadas em áreas distantes do canal radicular principal; e resistência das bactérias persistentes aos antimicrobianos utilizados.

O retratamento de dentes com doença pós-tratamento que tiveram uma obturação prévia do canal radicular classificada como inadequada apresenta um resultado significativamente melhor do que os dentes bem tratados. Isto deve-se ao facto de estes dentes terem uma maior possibilidade de serem devidamente limpos, desinfectados e obturados durante o retratamento.

Os canais radiculares adequadamente tratados que falham têm também uma boa hipótese de falhar novamente após o retratamento, porque a infeção persistente, que é a principal causa das falhas, está normalmente localizada em áreas não afectadas pelos instrumentos, irrigantes e possivelmente pela medicação intracanal. Durante o retratamento, existe uma grande probabilidade de estas bactérias permanecerem intactas. As bactérias nas infecções extrarradiculares também podem ser uma possível causa de insucesso e não serão afectadas pelos procedimentos de retratamento.

Como a doença pós-tratamento em dentes adequadamente tratados pode não responder tão bem ao retratamento, a cirurgia perirradicular pode então surgir como uma boa alternativa terapêutica. Estudos relataram uma elevada taxa de sucesso da cirurgia (87%-92%) quando realizada com recurso a ampliação, preparação ultra-sónica da extremidade radicular e obturações radiculares com materiais como o agregado de trióxido mineral (MTA), material de restauração intermédio (IRM) ou ácido superetoxibenzóico (SuperEBA).[5]

ALTERNATIVAS

Quando os dentes obturados com raiz têm de ser extraídos devido a um tratamento endodôntico falhado ou é inevitável devido a uma fratura ou cárie, a informação existente deve ser reavaliada para tomar uma decisão de tratamento para o dente perdido. Para alguns pacientes, o efeito de um dente extraído ou da perda de um dente em si pode ter custos sociais, profissionais ou psicológicos cruciais, e para outros, a perda de um dente pode ser vista como um significado normal sem mais consequências.

O objetivo mais importante da medicina dentária restauradora é a preservação dos dentes e das suas estruturas orais e o restabelecimento de uma função e estética adequadas. Este objetivo nem sempre é alcançável, e a prótese planeada pode não ser suportável nem pelo paciente nem pelo dentista e, consequentemente, haverá um custo biológico digno de nota. A substituição de um único dente pode ser sem qualquer substituição (NRA), uma prótese parcial removível (RPD), a utilização de uma prótese dentária fixa convencional (FDP), uma prótese dentária fixa ligada a resina (RBFDP) ou uma coroa unitária suportada por implantes dentários (ISSC).

Extração e aumento do rebordo

Após a extração de um dente, esta é inquestionavelmente seguida por uma redução do rebordo alveolar. Além disso, está bem documentado que ocorrem alterações horizontais e verticais das dimensões dos tecidos duros e moles no local edêntulo. Após a desordem inflamatória do dente, há reabsorção da placa cortical vestibular do processo alveolar, mesmo antes da extração do dente, pode haver defeitos de desenvolvimento e trauma ou uma amálgama destas questões.[63]

O risco de perda óssea desfavorável é particularmente elevado na maxila anterior, que é comummente conhecida por apresentar uma tábua óssea vestibular fina ou mesmo parcialmente ausente.

A perda de osso conduz frequentemente a um estado de má qualidade e quantidade de osso que, muitas vezes, não é adequado para a inserção de implantes dentários no osso existente, mas que também altera os contornos gengivais. É sempre um fator crucial para determinar a conveniência de uma ponte fixa suportada pelo dente. Se a estrutura sonora normal do dente for preservada, pode causar grandes aberturas na gengiva e resultar em falhas na fala ou na deglutição. A substituição de obstruções nas aberturas pode levar a uma má aparência estética, porque os conectores inciso-gengivais serão demasiado alargados.

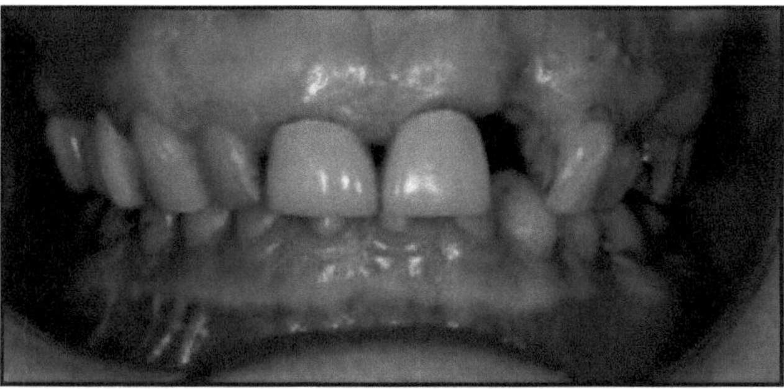

Fig. 9.1. Deficiências ósseas no local 22 após a extração, resultando numa linha inciso-gengival longa e numa estética pobre com uma ponte fixa suportada por dentes. O contorno gengival do pôntico 22 ficará situado mais alto em comparação com os dentes vizinhos. A estética foi resolvida com o alongamento da coroa pré-protética dos dentes da frente.

Consequentemente, foram adoptadas diferentes medidas para evitar este processo de modelação óssea, como a colocação imediata de implantes e o enxerto ósseo, a fim de contrariar este processo catabólico e preservar as dimensões do rebordo alveolar.

Os procedimentos de aumento ósseo para reconstruir os contornos deficientes do rebordo são obrigatórios para permitir a colocação e o posicionamento ideais dos implantes dentários. O volume ósseo suficiente, o posicionamento tridimensional favorável do implante e as condições estáveis dos tecidos moles peri-implantares são considerados pré-requisitos para alcançar a função e a estética dos implantes a longo prazo.[88]

A reconstrução do rebordo alveolar pode ser efectuada em diferentes alturas durante o tratamento e é geralmente classificada como simultânea ou faseada.

Na abordagem faseada, o osso alveolar é reconstruído numa primeira cirurgia. A colocação do implante é efectuada 2-6 meses mais tarde. Em contraste, na abordagem simultânea, a colocação do implante e o restabelecimento do rebordo alveolar são efectuados durante a mesma cirurgia

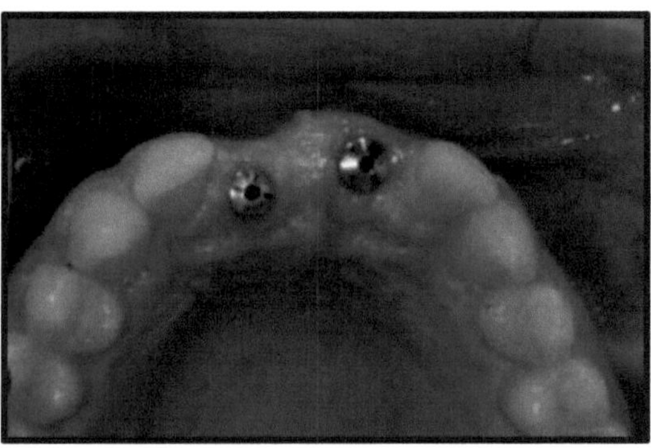

Fig 9.2 Aumento faseado do rebordo no local do implante 21 em comparação com o aumento simultâneo do rebordo no local 11

O tamanho do defeito afecta o tempo de cicatrização. A abordagem simultânea é obviamente a técnica preferida pelo paciente e pelo clínico, uma vez que reduz o tempo e o custo do tratamento. No entanto, se o volume ósseo residual impedir a estabilidade do implante primário ou resultar num posicionamento inadequado do implante protético, recomenda-se a abordagem faseada.

Assim, o clínico deve planear cuidadosamente a extração de um dente comprometido e realizar a intervenção cirúrgica de acordo com um plano preciso e um toque suave, de modo a promover condições favoráveis de tecido duro e mole no local edêntulo seguinte. Além disso, é possível reduzir os períodos de cicatrização e o número de intervenções cirúrgicas, especialmente quando se planeia o tratamento com implantes.

Nenhuma substituição (NRA)

Raramente se opta pela ARN quando falta um único dente na zona estética ou numa posição importante para as zonas de carga. Estudos têm demonstrado que os indivíduos estão normalmente mais preocupados em substituir dentes anteriores em falta do que dentes posteriores, uma vez que a grande maioria dos pacientes considera a estética mais importante do que a função. Em alguns casos, a opção de não substituir um dente perdido pode também dever-se a factores socioeconómicos.

O clínico também deve estar ciente de que a deriva e a inclinação dos dentes vizinhos a um local de extração são fenómenos frequentemente relatados e fazer uma avaliação das consequências após a extração do dente.

Nem sempre é necessária uma dentição completa, mas o médico deve avaliar os riscos e as consequências da não substituição de um dente em falta e explicar e informar pormenorizadamente o doente.[89]

Prótese Parcial Removível (RPD)

Uma prótese parcial removível serve efetivamente para estabilizar temporariamente a oclusão e evitar o desvio indesejado dos dentes adjacentes e oponentes para o espaço do dente extraído.

A prótese é geralmente feita de acrílico ou acrílico e metal. O tempo total de tratamento para esta opção é curto e o custo pode ser muito baixo. Existe sempre um risco de irritação dos tecidos moles e de problemas ósseos.

No entanto, em pacientes mais jovens, é uma boa terapia esperar pela idade certa para colocar um substituto fixo do dente extraído. Por vezes, uma prótese removível sugerida como substituto temporário acaba por ser muito bem tolerada como tratamento final e opção preferida para substituir um único dente em falta. No entanto, as próteses removíveis são utilizadas maioritariamente como substituto temporário ou como compromisso devido a problemas graves com os dentes circundantes e talvez com a saúde geral ou económica.

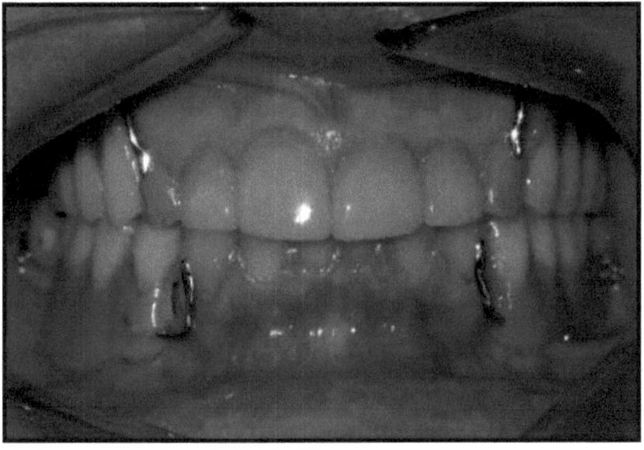

Fig. 9.3. Prótese parcial removível no sítio

Prótese Dentária Fixa (FDP)

Parece evidente que os aparelhos protéticos dentários mais antigos eram do tipo ponte fixa e que o homem tem tentado, desde há muitos séculos, manter no lugar dentes artificiais ou naturais destacados de uma boca para outra por meio de fios ou ligaduras.

As próteses dentárias fixas (PPF) estão associadas ao

sacrifício de tecido dentário saudável e aos riscos inerentes de lesão pulpar.

Uma desvantagem considerável da substituição de um único dente por uma ponte é que os dentes saudáveis vizinhos têm de ser envolvidos, afectados e danificados.

A falha de uma PPF não é particularmente alarmante por si só, mas as consequências biológicas que muitas vezes se seguem podem ser motivo de grande preocupação. A cárie é a causa mais relatada de falha da prótese e resulta em perda de estruturas duras dentárias, comprometimento estrutural e perda de dentes pilares, enquanto a perda de retenção da PPF foi a complicação técnica mais comum.

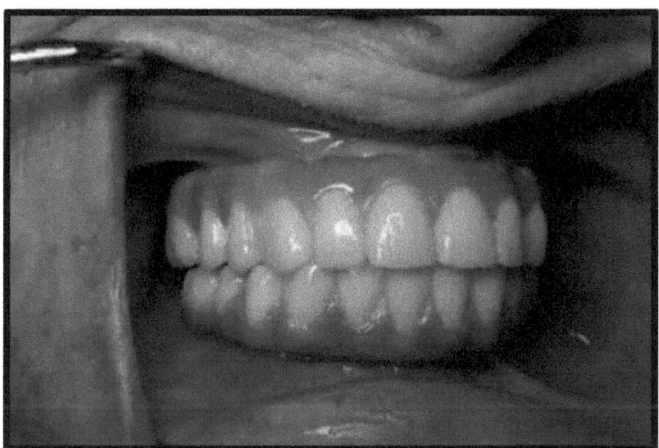

Fig 9.4 Prótese dentária fixa superior e inferior

Próteses dentárias fixas cantilever

A prótese parcial fixa em cantilever (FPD) é uma restauração com um ou mais pilares numa extremidade e sem suporte na outra extremidade.

As forças transmitidas através dos pônticos em cantilever podem causar movimentos de inclinação e rotação dos pilares. Numa FPD cantilever unilateral de arcada cruzada, a unidade cantilever distal é sujeita a uma força comparativamente menor do que o pilar posterior contralateral.

A ausência unilateral de pilares terminais faz com que as forças de flexão lateral activem reacções de feedback inibitórias periféricas dos mecanorreceptores periodontais e/ou temporomandibulares. A maior tensão nas FPDs com cantilever distal é registada mesialmente ao retentor mais distal porque a maioria das fracturas ocorre neste local.

Para melhorar o prognóstico do cantilever da FPD, o número de pilares deve ser aumentado e o número de pônticos diminuído. Os dentes pilares necessitam de raízes longas e de um suporte alveolar aceitável. Os pilares preparados requerem um comprimento adequado e paredes axiais paralelas. É necessária uma oclusão equilibrada e harmoniosa, bem como uma higiene oral exemplar. Uma FPD cantilever com suporte periodontal adequado pode substituir qualquer dente na arcada dentária, mas é especialmente útil como alternativa a uma prótese parcial removível. A FPD cantilever requer pelo menos dois dentes pilares. A única exceção documentada que permite um único pilar é a substituição de um incisivo lateral maxilar com o canino como pilar.

Uma alternativa à FPD cantilever é o implante osseointegrado. À medida que os implantes osseointegrados se tornam mais populares, a necessidade da FPD cantilever suportada por dentes pode diminuir, mas continuará a ser uma modalidade de tratamento alternativa.

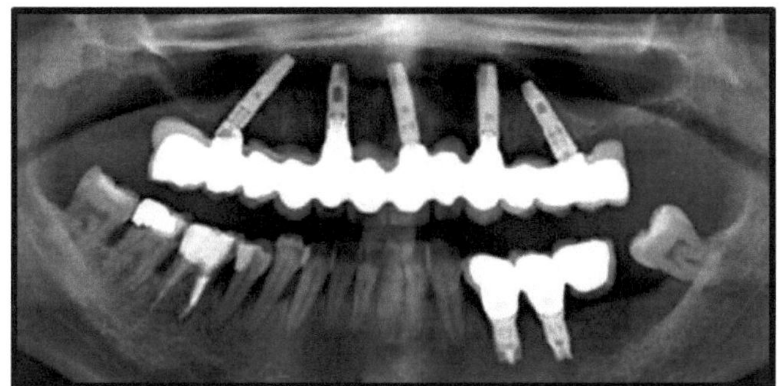

Fig. 9.5. Reconstruções em consola de arco completo

Prótese Dentária Fixa Ligada por Resina (RBFDP)

A prótese dentária fixa ligada a resina proporciona um método para substituir dentes em falta ou para imobilizar dentes periodontalmente enfraquecidos nas regiões anteriores da boca. Este método tem benefícios a curto e a longo prazo, uma vez que a prótese pode ser colocada com uma preparação dentária mínima ou inexistente. No início da década de 1970, Rochette desenvolveu e introduziu um procedimento mais complexo em comparação com a prótese dentária acrílica colada anterior. A estrutura da ponte era fabricada em laboratório e perfurada com orifícios cónicos para fixar a estrutura no lugar, cobrindo as superfícies linguais e com um pôntico mais estético. Livaditis e colaboradores de Maryland, nos EUA, alargaram a técnica para incluir a região posterior e também desenvolveram a técnica da liga gravada para ultrapassar as deficiências da técnica de Rochette.

Coroa única suportada por implante (ISSC)

A utilização de uma coroa unitária suportada por implantes preserva os dentes adjacentes e os tecidos orais circundantes. Consequentemente, não há risco de perda de vitalidade dos dentes pilares ou de enfraquecimento adicional de um dente pilar já fraco devido à perda de substância dentária.

Atualmente, muitos pacientes também se opõem e rejeitam tratamentos que envolvam preparações dentárias; assim, o método de osteo-integração abriu possibilidades para coroas unitárias suportadas por implantes para substituir uma falta.

Nos primórdios dos implantes, o principal objetivo era a osteointegração, mas agora é um dado adquirido que o implante se mantém funcional durante anos. Atualmente, o foco mudou para a estética e para a forma de aumentar e contornar o rebordo alveolar.[90]

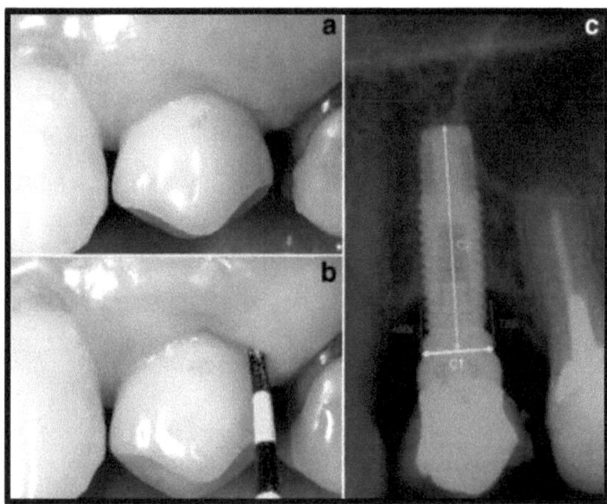

Fig 9.6 Coroa unitária suportada por implante

REFERÊNCIAS

1. Whitworth J, Kirkevang LL, Bjorndal L.Introdução à endodontologia.2018

2. Abbott PV. Classificação, diagnóstico e manifestações clínicas da periodontite apical. Endodontic topics. 2004 Jul;8(1):36-54.

3. Duncan HF, Nagendrababu V, El-Karim IA, Dummer PM. Medidas de resultados para avaliar a eficácia do tratamento endodôntico para pulpite e periodontite apical para utilização no desenvolvimento de diretrizes de prática clínica de nível S3 da Sociedade Europeia de Endodontologia (ESE): um protocolo. Jornal Internacional de Endodontia. 2021 maio;54(5):646-54.

4. Kvist T. Periodontite apical em dentes obturados. Cham: Springer; 2018.

5. Siqueira Jr JF, Rôças IN, Ricucci D, Hülsmann M. Causas e manejo da periodontite apical pós-tratamento. British dental journal. 2014 Mar 21;216(6):305-12.

6. Jonasson P, Kvist T. Diagnóstico da periodontite apical em dentes obturados. Clinical Dentistry Reviewed. 2018 Nov;2:1-5.

7. Molander A, Reit C, Dahlén G, Kvist T. Microbiological status of root- filled teeth with apical periodontitis. Revista Internacional de Endodontia. 1998 Jan;31(1):1-7.

8. Peciuliene V, Reynaud AH, Balciuniene I, Haapasalo M. Isolamento de leveduras e bactérias entéricas em dentes obturados com periodontite apical crónica. Revista

Internacional de Endodontia. 2001 Sep;34(6):429-34.

9. Haapasalo M, Udnæs T, Endal U. Infeção persistente, recorrente e adquirida do sistema de canais radiculares após o tratamento. Endodontic topics. 2003 Nov;6(1):29-56.

10. Ramachandran Nair PN. Etiologia não-microbiana: reação de corpo estranho mantendo a periodontite apical pós-tratamento. Endodontic Topics. 2003 Nov;6(1):114-34.

11. Nair PN. Sobre as causas da periodontite apical persistente: uma revisão. Revista Internacional de Endodontia. 2006 Abr;39(4):249-81.

12. Peciuliene V, Rimkuviene J, Maneliene R, Ivanauskaite D. Periodontite apical em dentes obturados associada à qualidade das obturações radiculares. Stomatologija. 2006 Abr;8(4):122-6.

1 3. Sabeti MA, Nekofar M, Motahhary P, Ghandi M, Simon JH. Cicatrização da periodontite apical após tratamento endodôntico com e sem obturação em cães. Jornal de endodontia. 2006 Jul 1;32(7):628-33.

1 4. Stassen IG, Hommez GM, De Bruyn H, De Moor RJ. A relação entre periodontite apical e dentes obturados em pacientes com necessidade de tratamento periodontal. International endodontic journal. 2006 Abr;39(4):299-308.

15. Wu MK, Dummer PM, Wesselink PR. Consequências e estratégias para lidar com a infeção residual do canal radicular pós-tratamento. Revista Internacional de Endodontia. 2006 maio;39(5):343-56.

16. Haapasalo M, Shen YA, Ricucci D. Razões para a doença

endodôntica pós-tratamento persistente e emergente. Endodontic topics. 2008 Mar;18(1):31- 50.

17. Carr GB, Schwartz RS, Schaudinn C, Gorur A, Costerton JW. Exame ultra-estrutural de um retratamento de molar falhado com periodontite apical secundária: um exame de biofilmes endodônticos num fracasso de retratamento endodôntico. Jornal de endodontia. 2009 Sep 1;35(9):1303-9.

18. Zoletti GO, Carmo FL, Pereira EM, Rosado AS, Siqueira Jr JF, Santos KR. Comparação da estrutura da comunidade bacteriana endodôntica em dentes tratados com canal radicular com ou sem periodontite apical. Journal of medical microbiology. 2010 Nov;59(11):1360-4.

19. Ricucci D, Siqueira Jr JF. Periodontite apical recorrente e insucesso tardio do tratamento endodôntico relacionados ao vazamento coronal: relato de caso. Journal of endodontics. 2011 Aug 1;37(8):1171-5.

20. Endo MS, Martinho FC, Zaia AA, Ferraz CC, Almeida JF, Gomes BP. Quantificação de bactérias cultiváveis e endotoxina em periodontite apical pós-tratamento antes e após preparo quimio-mecânico. European journal of clinical microbiology & infectious diseases. 2012 Oct;(31)2575- 83.

21. Wang J, Jiang Y, Chen W, Zhu C, Liang J. Flora bacteriana e biofilme extrarradicular associados ao segmento apical de dentes com periodontite apical pós-tratamento. Journal of endodontics. 2012 Jul 1;38(7):954-9.

22. Arnold M, Ricucci D, Siqueira Jr JF. Infeção em uma complexa rede de ramificações apicais como causa de periodontite apical persistente: relato de caso. Journal of endodontics. 2013 Sep 1;39(9):1179-84.

23. Di Filippo G, Sidhu SK, Chong BS. Periodontite apical e qualidade técnica do tratamento de canais radiculares numa subpopulação adulta em Londres. British dental journal. 2014 May 23;216(10):E22-E22.

24. Antunes HS, Rôças IN, Alves FR, Siqueira Jr JF. Níveis bacterianos totais e específicos no sistema de canais radiculares apicais de dentes com periodontite apical pós-tratamento. Journal of endodontics. 2015 Jul 1;41(7):1037-42.

25. Provenzano JC, Antunes HS, Alves FR, Rôças IN, Alves WS, Silva MR, Siqueira Jr JF. Interações hospedeiro-bactéria na periodontite apical pós-tratamento: uma análise do metaproteoma. Journal of Endodontics. 2016 Jun 1;42(6):880-5.

2 6.Sarıyılmaz E, Keskin C, Ozcan O. Retrospective analysis of post-treatment apical periodontitis and quality of endodontic treatment and coronal restorations in an elderly Turkish population. Jornal de Gerontologia Clínica e Geriatria. 2016 Mar 1;7(1):17-20.

27.El Merini H, Amarir H, Lamzawaq A, Hamza M. Estado periapical e qualidade das obturações dos canais radiculares numa subpopulação marroquina. Revista Internacional de Medicina Dentária. 2017 Jun 21;2017.

28.Costa FF, Pacheco-Yanes J, Siqueira Jr JF, Oliveira AC, Gazzaneo I, Amorim CA, Santos PH, Alves FR. Associação entre canais perdidos e periodontite apical. International Endodontic Journal. 2019 Apr;52(4):400-6

29.Machado FP, Khoury RD, Toia CC, Flores Orozco EI, de Oliveira FE, de Oliveira LD, da Rosa Cardoso FG, Valera MC. Periodontite apical primária versus pós-tratamento:

composição microbiana, níveis de lipopolissacarídeos e ácido lipoteicóico, sinais e sintomas. Clinical oral investigations. 2020 Sep(24):3169-79.

3 0.Siqueira Jr JF, Antunes HS, Pérez AR, Alves FR, Mdala I, Silva EJ, Belladonna FG, Rôças IN. O sistema de canais radiculares apicais de dentes com periodontite apical pós-tratamento: correlação entre achados microbiológicos, tomográficos e histopatológicos. Journal of Endodontics. 2020 Sep 1;46(9):1195-203.

31. Villa-Machado PA, Restrepo-Patiño DM, Calvo-Trejos JP, Restrepo-Restrepo FA, Tobon-Arroyave SI, Provenzano JC, Siqueira Jr JF, Alves FR. Avaliação tomográfica computadorizada de feixe cônico e microtomográfica dos ápices radiculares de dentes com periodontite apical pós-tratamento. Jornal de endodontia. 2020 Nov 1 ;46(11):1695-701.

32. Bukmir RP, Paljevic E, Vidas J, Glazar I, Pezelj-Ribaric S, Prso IB. Is Coronal Restoration a Predictor of Posttreatment Apical Periodontitis? Jornal Europeu de Medicina Dentária. 2022 maio;16(02):386-95.

33. Mora-Carabali M, Contreras A, Rodríguez P, Zamora I, Rodríguez M. Caracterização tomográfica, microbiológica e histológica da periodontite apical secundária: série de casos. Revista Brasileira de Odontologia. 2023 Mar 6(34):123-32.

34. Narayanan LL, Vaishnavi C. Microbiologia endodôntica. J Conserv Dent. 2010 Oct;13(4):233-9.

35. AlRahabi MK. Avaliação das complicações do tratamento de canais radiculares efectuado por estudantes de medicina dentária. Libyan Journal of Medicine. 2017;12(1).

36. Alamoudi RA, Alharbi AH, Farie GA, Fahim O. The value of assessing case difficulty and its effect on endodontic iatrogenic errors: a retrospective cross-sectional study. Jornal Líbio de Medicina. 2020;15(1).

37. Lin LM, Rosenberg PA, Lin J. Do procedural errors cause endodontic treatment failure? The Journal of the American Dental Association. 2005 Feb 1;136(2):187-93.

38. Wong J, Manoil D, Nasman P, Belibasakis GN, Neelakantan P. Aspectos microbiológicos das infecções dos canais radiculares e estratégias de desinfeção: uma revisão actualizada dos conhecimentos e desafios actuais. Fronteiras em saúde oral. 2021 Jun 25;2:672887.

39. Siqueira Jr JF. Infecções endodônticas: conceitos, paradigmas e perspectivas. Cirurgia Oral, Medicina Oral, Patologia Oral, Radiologia Oral e Endodontologia. 2002 Sep 1;94(3):281-93.

40. Anderson AC, Al-Ahmad A, Elamin F, Jonas D, Mirghani Y, Schilhabel M, Karygianni L, Hellwig E, Rehman A. Comparação da composição e estrutura bacteriana em infecções endodônticas sintomáticas e assintomáticas associadas a dentes obturados com raiz, utilizando pirosequenciação. PloS one. 2013 Dec 30;8(12):e84960.

41. Ordinola-Zapata R, Crepps JT, Neelakantan P. Root canal debridement and disinfection in minimally invasive preparation. Minimally Invasive Approaches in Endodontic Practice (Abordagens minimamente invasivas na prática endodôntica). 2021:93-107.

42. Bassam S, El-Ahmar R, Salloum S, Ayoub S. Reação pós-operatória endodôntica: Uma atualização. O Jornal Dental Saudita. 2021 Nov 1;33(7):386-94.

43. Van der Waal SV, Lappin DF, Crielaard W. A periodontite apical tem consequências sistémicas? A necessidade de estudos clínicos bem planeados e cuidadosamente conduzidos. British Dental Journal. 2015 May 8;218(9):513- 6.

44. Tonetti MS, Jepsen S, Jin L, Otomo-Corgel J. Impact of the global burden of periodontal diseases on health, nutrition and wellbeing of mankind: Um apelo à ação global. J Clin Periodontol. 2017 maio;44(5):456-462

45. Pennington MW, Vernazza CR, Shackley P, Armstrong NT, Whitworth JM, Steele JG. Avaliação da relação custo-eficácia do tratamento do canal radicular utilizando abordagens convencionais versus a substituição por um implante. Revista internacional de endodontia. 2009 Oct;42(10):874-83.

46. Kim SG, Solomon C. Custo-eficácia do retratamento endodôntico de molares em comparação com próteses parciais fixas e alternativas de implantes unitários. Jornal de endodontia. 2011 Mar 1;37(3):321-5.

47. Gillen BM, Looney SW, Gu LS, Loushine BA, Weller RN, Loushine RJ, Pashley DH, Tay FR. Impacto da qualidade da restauração coronal versus a qualidade das obturações do canal radicular no sucesso do tratamento do canal radicular: uma revisão sistemática e meta-análise. Journal of endodontics. 2011 Jul 1;37(7):895-902.

48. Modaresi J, Almodaresi Z, Mousavi R, Mirzaeeian A, Hosseini SA. Tratamento bem sucedido de um dente com obstrução do canal utilizando "cerâmica fria". Jornal de Investigação Dentária. 2021;18.

49. McGuigan MB, Louca C, Duncan HF. Fratura de instrumentos endodônticos: causas e prevenção. British dental journal. 2013 Abr

13;214(7):341

5 0.Saed SM, Ashley MP, Darcey J. Root perforations: aetiology, management strategies and outcomes. A verdade dos buracos. British dental journal. 2016 Feb;220(4):171.

51. Agrawal A, Deep S, Mishraa I. Avaliação comparativa do comprimento final de trabalho utilizando o localizador apical, o localizador apical integrado endomotor e a radiografia. Jornal dentário da Universidade Baba Farid. 2022;12(1): 19-23

52. Purger LO, Tavares SJ, Martinez RL, Caldas I, Antunes LA, Scelza MZ. Comparação de técnicas para remoção de pinos endodônticos de fibra: uma revisão sistemática. O Jornal de Prática Dentária Contemporânea. 2021 Jul 9;22(5):587-95.

53. Virdee SS, Thomas MB. Guia do profissional para a remoção da guta-percha durante o retratamento endodôntico. British dental journal. 2017 Feb 24;222(4):251-7.

54. Dotto L, Sarkis-Onofre R, Bacchi A, Pereira GK. O uso de solventes para dissolução/remoção de guta-percha durante retratamentos endodônticos: A scoping review. Jornal de Pesquisa de Materiais Biomédicos Parte B: Biomateriais Aplicados. 2021 Jun;109(6):890-901.

55. Paquette L, Legner M, Fillery ED, Friedman S. Antibacterial efficacy of chlorhexidine gluconate intracanal medication in vivo. Journal of endodontics. 2007 Jul 1;33(7):788-95.

56. Usman, N., Baumgartner, J.C. & Marshall, J.G. (2004) Influência do tamanho do instrumento no desbridamento do canal radicular. Journal of Endodontics, 30 (2), 110-112.

57. Fornari, V.J., Silva-Sousa, Y.T., Vanni, J.R., Pecora, J.D., Versiani, M.A. & Sousa-Neto, M.D. (2010) Avaliação histológica da eficácia do aumento do alargamento apical na limpeza do terço apical de canais curvos. Revista Internacional de Endodontia, 43 (11), 988-994

58. Neelakantan P, Sanjeev K, Subbarao CV. Suscetibilidade dependente da duração dos agentes patogénicos endodônticos ao hidróxido de cálcio e ao gel de clorexideno utilizados como medicamento intracanal: uma avaliação in vitro. Oral Surgery, Oral Medicine, Oral Pathology, Oral Radiology, and Endodontology. 2007 Oct 1;104(4):e138-41.

59. Sjogren U, Figdor D, Spångberg L, Sundqvist G. O efeito antimicrobiano do hidróxido de cálcio como penso intracanal de curta duração. International endodontic journal. 1991 May;24(3):119-25.

60. Siren EK, Haapasalo MP, Ranta K, Salmi P, Kerosuo EN. Achados microbiológicos e procedimentos de tratamento clínico em casos endodônticos selecionados para investigação microbiológica. International endodontic journal. 1997 Mar;30(2):91-5.

61. Siqueira Jr JF, Lopes H. Mecanismos de atividade antimicrobiana do hidróxido de cálcio: uma revisão crítica. Revista internacional de endodontia. 1999 Sep;32(5):361-9.

62. McGurkin-Smith R, Trope M, Caplan D, Sigurdsson A. Redução de bactérias intracanais utilizando instrumentação rotativa GT, NaOCl a 5,25%, EDTA e Ca (OH) 2. Journal of Endodontics. 2005 maio 1;31(5):359-63.

63. McComb D, Smith DC. Um estudo preliminar de microscopia

eletrónica de varrimento dos canais radiculares após procedimentos endodônticos. Journal of endodontics. 1975 Jul 1;1(7):238-42.

64. Klotz MD, Gerstein H, Bahn AN. Bacteremia após o uso tópico de prednisolona em polpas infectadas. O Jornal da Associação Dentária Americana. 1965 Oct 1;71(4):871-5.

6 5. Schroeder A. Ledermix 1962--Ledermix hoje. Avaliação após 13 anos de experiência. Zahnarztliche Praxis. 1975 May 2;26(9):195-6.

66. Windley III W, Teixeira F, Levin L, Sigurdsson A, Trope M. Desinfeção de dentes imaturos com uma pasta tripla de antibióticos. Journal of endodontics. 2005 Jun 1;31(6):439-43.

67. Geurtsen W, Leyhausen G. Aspectos biológicos dos materiais de obturação dos canais radiculares - histocompatibilidade, citotoxicidade e mutagenicidade. Investigações clínicas orais. 1997 Mar 1;1(1):5.

68. Prabhakar J, Senthilkumar M, Priya MS, Mahalakshmi K, Sehgal PK, Sukumaran VG. Avaliação da eficácia antimicrobiana de alternativas à base de plantas (Triphala e polifenóis do chá verde), MTAD e hipoclorito de sódio a 5% contra o biofilme de Enterococcus faecalis formado no substrato dentário: um estudo in vitro. Journal of endodontics. 2010 Jan 1;36(1):83-6.

69. Tanomaru Filho M, Leonardo MR, da Silva LA. Efeito da solução irrigadora e do curativo de hidróxido de cálcio no reparo dos tecidos apicais e periapicais de dentes com lesão periapical. Jornal de endodontia. 2002 Abr 1;28(4):295-9.

70. Reit C, Molander A, Dahlen G. A exatidão do diagnóstico da

amostragem microbiológica do canal radicular e a influência dos pensos antimicrobianos. Traumatologia Dentária. 1999 Dec;15(6):278-83.

71. De-Deus G, Coutinho-Filho T, Reis C, Murad C, Paciornik S. Fuga polimicrobiana de quatro selantes de canais radiculares em duas espessuras diferentes. Journal of endodontics. 2006 Oct 1;32(10):998-1001.

72. Shetzer FC, Shah SB, Kohli MR, Karabucak B, Kim S. Outcome of endodontic surgery: a meta-analysis of the literature-part 1 : Comparison of traditional root end surgery and endodontic microsurgery. J Endod. 2010;36(11):1757-65.

73. Fayad MI, Nair M, Levin MD, Benavides E, Rubinstein RA, Barghan S, Hirschberg CS, Ruprecht A. Declaração de posição conjunta da AAE e da AAOMR: utilização da tomografia computorizada de feixe cónico na endodontia, atualização de 2015. Oral Surg Oral Med Oral Pathol Oral Radiol. 2015;120(4):508-12.

74. Kim S, Kratchman S. Conceitos e prática da cirurgia endodôntica moderna: uma revisão. J Endod. 2006;32(7):601-23.

75. Abbott PV. Incidência de fracturas radiculares e métodos utilizados para a sua remoção. Int Endod J. 2002;35(1):63-7.

76. Stockdale CR, Chandler NP. A natureza da lesão periapical - uma revisão de 1108 casos. J Dent. 1988;16(3):123-9

77. Nair PN. New perspectives on radicular cysts: do they heal? Int Endod J. 1998;31(3):155-60.

78. Ramachandran Nair PN, Pajarola G, Schroeder HE. Tipos e

incidência de lesões periapicais humanas obtidas com dentes extraídos. Oral Surg Oral Med Oral Pathol Oral Radiol Endod. 1996;81(1):93-102

7 9.Simon JH. Incidência de quistos periapicais em relação ao canal radicular. J Endod. 1980;6(11):845-8.

80.Corbella S, Taschieri S, Elkabbany A, Del Fabbro M, von Arx T. Regeneração de tecido guiada usando uma membrana de barreira em cirurgia endodôntica. Swiss Dent J. 2016;126(1):13-25.

81.Vertucci FJ. Anatomia do canal radicular dos dentes permanentes humanos. Oral Surg Oral Med Oral Pathol. 1984;58(5):589-99.

82.Velvart P, Peters CI. Tratamento de tecidos moles em cirurgia endodôntica. J Endod. 2005;31(1):4-16

83.Cordeiro EL, Loushine RJ, Weller RN, Kimbrough WF, Pashley DH. Effect of root resection on the apical sealing ability of mineral trioxide aggregate (Efeito da ressecção radicular na capacidade de selamento apical do agregado de trióxido mineral). Oral Surg Oral Med Oral Pathol Oral Radiol Endod. 2003;95(6):732-5

84.Chong BS, Pitt Ford TR, Hudson MB. Um estudo clínico prospetivo do agregado de trióxido mineral e do IRM quando utilizados como materiais de obturação da extremidade radicular em cirurgia endodôntica. Int Endod J. 2003;36(8):520-6

85.Walivaara DA, Abrahamsson P, Samfors KA, Isaksson S. Cirurgia periapical utilizando preparação ultra-sónica e guta-percha termoplastificada com selante AH Plus ou IRM como obturações retrógradas de extremidades radiculares em 160 dentes consecutivos: um estudo clínico prospetivo e aleatório. Oral Surg Oral Med Oral Pathol Oral Radiol Endod. 2009;108(5):784-9

86. Valois CR, Costa ED Jr. Influência da espessura do agregado de trióxido mineral na capacidade de selamento de obturações radiculares in vitro. Oral Surg Oral Med Oral Pathol Oral Radiol Endod. 2004;97(1):108-11.

87. Hansson S, Halldin A. Reabsorção do rebordo alveolar após extração dentária: Uma consequência de um princípio fundamental da fisiologia óssea. Jornal de biomecânica dentária. 2012;3.

88. Kuchler U, von Arx T. Aumento do rebordo horizontal em conjunto com ou antes da colocação de implantes na maxila anterior: uma revisão sistemática. Int J Oral Maxillofac Implants. 2014;29(Suppl):14-24.

89. Elias AC, Sheiham A. A relação entre a satisfação com a boca e o número e posição dos dentes. Journal of oral rehabilitation. 1998 Sep;25(9):649-61.

90. Jang Y, Emtiaz S, Tarnow DP. Coroa única suportada por implante utilizada como pilar para uma prótese parcial removível fundida: relato de um caso. Implant Dent. 1998;7(3):199-204.

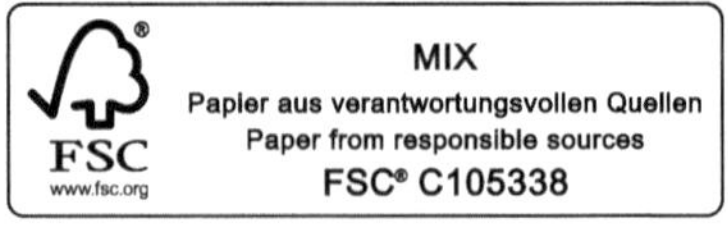

Printed by Books on Demand GmbH, Norderstedt / Germany